合併する疾患ごとの栄養ケア

高齢者の糖尿病と栄養

■ 監修 雨海 照祥　葛谷 雅文　中島 弘
■ 編集 福田 也寸子

フジメディカル出版

はじめに

　わが国は，いまだかつて，どこの国も経験したことがない超高齢社会となりました。病院や診療所へ行くと，高齢者が受診されている様子を昔よりもよくみかけるようになりましたが，かたや，90歳を超えても大した病気にも罹らず身体的にも社会的にもお元気でいらっしゃる高齢者もみうけられます。このような状況から，高齢になると複数の病気をもっているという括りが，すべての人にはあてはまらないことに気づきます。

　ところで，糖尿病患者数は年々増加の一途をたどっています。一方，医療の進歩によって，糖尿病を持ちながら高齢期を迎える患者や，重症の合併症がある高齢糖尿病患者が増加しています。糖尿病は，心臓や脳などに合併症を起こさせるリスクの高い病気です。そして一般の高齢者とは異なり，糖尿病に限らず，多くの臓器に複数の病気を抱えていることが，糖尿病を持つ高齢者の特徴でもあります。したがって，このような高齢糖尿病患者に対して行う栄養ケアにおいては，それぞれの患者に寄り添い，支えていくという視点が必要になってくるでしょう。

　医療最前線の病院や施設では，多様な問題を抱えていらっしゃる高齢糖尿病患者に対して，多職種協働のNutrition Support Team（NST）が，さまざまな栄養ケアを実践しています。現場では病態に応じた対応が求められますが，たとえば，高齢糖尿病患者で慢性疾患の合併から栄養問題が出現し，介入依頼されたけれどもその対応に困った……といった症例はないでしょうか？

　糖尿病治療の目的は，合併症の発症と進展を阻止し，健康な人と変わらないQOLを維持するとともに健康寿命を確保することです。そのための適切な食事療法の需要が高まってきています。とくに，高齢者糖尿病管理では，身体的・心理的状態に，社会的状況，価値観などに配慮して，QOLを考慮し，栄養食事指導を行うなどの総合的，包括的なアセスメントや栄養ケアが必要となってきます。

　本書の構成を決めるにあたっては，まず高齢ということで発症しやすい疾患を念頭に置き，これに糖尿病が合併する場合にどのような療養のポイントがあるかについて，各領域の第一人者でいらっしゃる専門医の方々に解説をお願いしました。と同時に，同じ項目について，療養指導や栄養食事指導のコツといった実践的な内容を，管理栄養士の立場からまとめていただき，疾患ごとに理解しやすいよう編集することを目指しました。

　読者対象としては，管理栄養士，チーム医療に関わる看護師や，その他の医療従事者の方々を想定しています。また，管理栄養士を目指す学生さんたちの副読本にもなるよう配慮しました。なお，糖尿病患者に対して，専門知識を有し，熟練した療養指導を実践していらっしゃる糖尿病療養指導士の方々にとりましても，本書を日々の療養指導に役立てていただければ望外の喜びです。

　最後になりましたが，ご多用にも関わらず，執筆をご快諾くださった著者のみなさま，および出版の機会をご提供いただき，編集作業にも尽力いただきましたフジメディカル出版の宮定久男様，十河宏栄様に深謝いたします。

2014年3月吉日

　　　　　　　　　　武庫川女子大学生活環境学部食物栄養学科・食生活学科准教授
　　　　　　　　　　福田也寸子

執筆者一覧

■ 監　修

雨海　照祥	武庫川女子大学生活環境学部食物栄養学科教授
葛谷　雅文	名古屋大学大学院医学系研究科地域在宅医療学・老年科学教授
中島　弘	大阪府立成人病センター特別研究員

■ 編　集

福田　也寸子	武庫川女子大学生活環境学部食物栄養学科・食生活学科准教授

■ 執筆者（執筆順）

難波　光義	兵庫医科大学 内科学 糖尿病・内分泌・代謝科主任教授
勝野　朋幸	兵庫医科大学 先進糖尿病治療学特任准教授
福田　也寸子	武庫川女子大学生活環境学部食物栄養学科・食生活学科准教授
若山　暁	公益財団法人唐澤記念会 大阪脳神経外科病院院長
宮﨑　智子	公益財団法人唐澤記念会 大阪脳神経外科病院栄養管理室管理栄養士
倭　英司	武庫川女子大学生活環境学部食物栄養学科教授
鉾立　容子	宝塚第一病院栄養部管理栄養士
金子　正博	神戸市立医療センター西市民病院呼吸器内科医長 NSTチェアマン
有岡　靖隆	神戸市立医療センター西市民病院栄養管理室管理栄養士
福尾　惠介	武庫川女子大学生活環境学部食物栄養学科教授／栄養科学研究所長
爲房　恭子	相愛大学人間発達学部発達栄養学科教授
今井　龍一郎	社会医療法人近森会近森病院循環器内科科長
川井　和哉	社会医療法人近森会近森病院循環器内科主任部長
宮島　功	社会医療法人近森会近森病院栄養サポートセンター管理栄養士
宮澤　靖	社会医療法人近森会近森病院栄養サポートセンター長

執筆者一覧

向井 幹夫	大阪府立病院機構 大阪府立成人病センター循環器内科主任部長
松岡 美緒	大阪府立病院機構 大阪府立成人病センター栄養管理室管理栄養士
中村 正	医療法人川崎病院院長
大西 由起	医療法人川崎病院診療部栄養科課長補佐管理栄養士
葛谷 雅文	名古屋大学大学院医学系研究科地域在宅医療学・老年科学教授
田中 文彦	名古屋大学医学部附属病院栄養管理部管理栄養士
浜口 朋也	市立伊丹病院糖尿病センター長
福永 惠	市立豊中病院腎臓内科部長
中井 智明	市立豊中病院中央診療局栄養管理部部長
乾 由明	兵庫県立西宮病院内科副院長
河田 純男	兵庫県立西宮病院院長
風張 純美	兵庫県立西宮病院栄養管理部栄養管理課管理栄養士
大岡 智子	兵庫県立西宮病院栄養管理部次長兼栄養管理課長
山井 琢陽	大阪府立病院機構 大阪府立成人病センター肝胆膵内科
片山 和宏	大阪府立病院機構 大阪府立成人病センター肝胆膵内科主任部長・副院長
石川 治	大阪府立病院機構 大阪府立成人病センター外科・名誉院長
廣田 憲二	阪和住吉総合病院産婦人科顧問
廣田 孝子	京都光華女子大学健康科学部健康栄養学科教授
若林 秀隆	横浜市立大学附属市民総合医療センターリハビリテーション科助教
井上 明子	横浜市立大学附属市民総合医療センター栄養部管理栄養士
雨海 照祥	武庫川女子大学生活環境学部食物栄養学科教授
林田 美香子	神戸アドベンチスト病院栄養科管理栄養士
坂本 智子	大阪府立病院機構 大阪府立成人病センター放射線系外来看護師長
谷口 祐子	大阪府立病院機構 大阪府立成人病センター栄養管理室管理栄養士
前田 佳予子	武庫川女子大学生活環境学部食物栄養学科教授

目次

はじめに　　福田 也寸子……3

総論

1. 高齢者の糖尿病―その特徴と注意点　　難波 光義・勝野 朋幸……9
2. 高齢糖尿病患者の合併症と栄養食事指導　　福田 也寸子……12

各論　他の疾患を合併する場合の病態の特徴と栄養ケア

1. 脳卒中
   病態の特徴：若山 暁……14　／　栄養ケアの実際：宮﨑 智子……17

2. 認知症
   病態の特徴：倭 英司……22　／　栄養ケアの実際：鉾立 容子……24

3. COPD（慢性閉塞性肺疾患）
   病態の特徴：金子 正博……30　／　栄養ケアの実際：有岡 靖隆……33

4. 高血圧症
   病態の特徴：福尾 惠介……40　／　栄養ケアの実際：爲房 恭子……42

5. うっ血性心不全
   病態の特徴：今井 龍一郎・川井 和哉……47　／　栄養ケアの実際：宮島 功・宮澤 靖……49

6. 虚血性心疾患
   病態の特徴：向井 幹夫……55　／　栄養ケアの実際：松岡 美緒……57

7. 肥満症・メタボリックシンドローム
   病態の特徴：中村 正……62　／　栄養ケアの実際：大西 由起……65

8. 脂質異常症
   病態の特徴：葛谷 雅文……71　／　栄養ケアの実際：田中 文彦……74

9. 痛風・高尿酸血症
   病態の特徴：浜口 朋也……80　／　栄養ケアの実際：福田 也寸子……82

目次

10. CKD（慢性腎臓病）
病態の特徴：福永 恵……87 ／ 栄養ケアの実際：中井 智明……90

11. 肝機能障害
病態の特徴：乾 由明・河田 純男……95 ／ 栄養ケアの実際：風張 純美・大岡 智子……97

12. 膵疾患
病態の特徴：山井 琢陽・片山 和宏・石川 治……102 ／ 栄養ケアの実際：福田 也寸子……104

13. 骨粗鬆症
病態の特徴：廣田 憲二……108 ／ 栄養ケアの実際：廣田 孝子……111

14. ロコモティブシンドローム
病態の特徴：若林 秀隆……116 ／ 栄養ケアの実際：井上 明子……118

15. サルコペニア
病態の特徴：雨海 照祥……123 ／ 栄養ケアの実際：林田 美香子……127

コラム

褥瘡・フットケア　坂本 智子……132 ／ 谷口 祐子……133

日本褥瘡学会の褥瘡予防・管理ガイドラインの使い方　雨海 照祥……134

摂食・嚥下障害　若林 秀隆……136

糖尿病患者と咬合力　前田 佳予子……138

索引……140

あとがき　中島 弘……143

本書のご使用にあたって

血圧や体重，脂質や血糖値といった各種の生理的・生化学的計測値の疾患ごとの推奨値や治療目標値は，おのおのの疾患ガイドラインに基づくものであり，それぞれがエビデンスに従って規定されているため，本書の中で統一的な「血圧の推奨値」といった形での記載はしていない点ご注意願います。

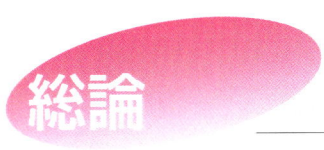

1. 高齢者の糖尿病 — その特徴と注意点

❶ 病態生理

糖尿病は**図1**に示すように，インスリン分泌障害（当初は，血糖上昇に対する分泌遅延，やがて分泌量自体も障害されて分泌不足へ）と，おもに肝や筋におけるインスリン抵抗性（インスリン作用が十分発揮されない状態）の両者が，結果である高血糖や高遊離脂肪酸血症と悪循環を形成することで悪化していく進行性の代謝病です。

前者は遺伝的に規定された膵β細胞のインスリン合成・分泌障害に基づいていますが，agingによっても進行することが明らかになっています。後者もagingとともに進行する筋の血流障害やサルコペニアによって，インスリンが作用するべき重要な部位が不活化・減少することでさらに高血糖が助長されると考えられます。

❷ 高齢者の糖尿病を管理するうえでの問題点

高齢者は**表1**にまとめたように，本来糖尿病を合併しやすい，あるいは悪化しやすい要因をいくつも抱えています。裏を返せば，これらの因子が高齢者糖尿病に対する生活指導や薬物治療の介入を困難にしているともいえます。

❸ 高齢者の糖尿病管理

従来から高齢者，とりわけ後期高齢者に対しては，青・壮年期の糖尿病患者に比べてやや緩やかな血糖コントロールが設定されてきました。もっとも，その目標値には定まったものがありませんでしたが，2013年5月に熊本で開催された日本糖尿病学会において，ガイドラインが提唱されるに至りました（**図2**）。年齢・罹病期間・臓器障害・低血糖のリスク・キーパーソンを含めたサポート体制を勘案して，治療強化が困難な症例に対しては，いたずらにHbA1cの改善のみを追い求めることなく，一般的なゴールとしてきた7.0％（NGSP値，JDS値であれば6.6％）よりも1.0％緩めた8.0％を目標値として努力することにしたのです。

この背景には最近内外から，厳格な治療による低血糖が心血管イベントを誘発するのではないか？[1]，あるいは認知症リスクを高めるのではないか？[2,3]，7％未満の厳格な血糖コントロールはむしろ死亡率を高めるのではないか？[4]，といった警鐘的報告がなされたためであり，とりわけ薬物治療においては低血糖や体重増加を可及的に回避する戦略が重要とされています[5]（**表2**）。

表3に，薬物治療に限らない高齢糖尿病患者の管理における，課題と対応策をまとめました。大胆な解決策はなく，家人・親族・隣人そして公的な介護支援が何よりも大切と考えられます。

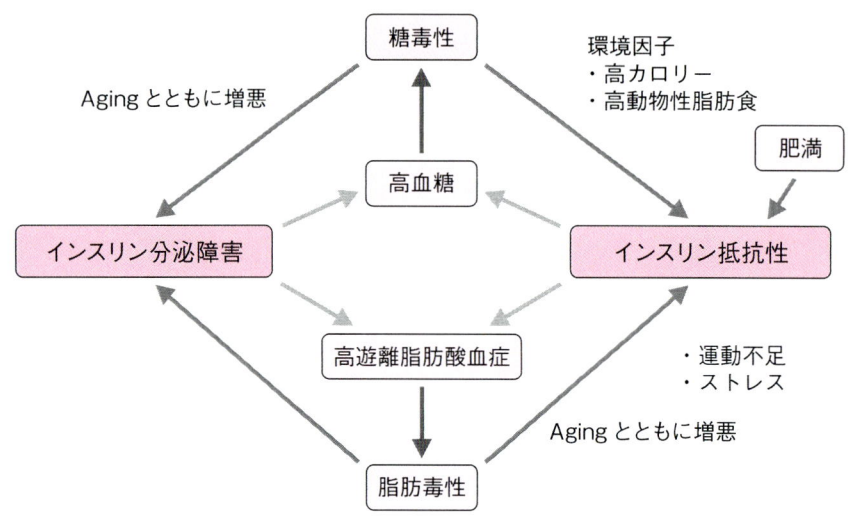

●図1 糖尿病の病態生理

●表1 高齢者の糖尿病の増加と重症化−その対策の困難さ

- 食生活の欧米化（高脂肪）と独居による気ままで偏りのある食生活
- サルコペニアによる運動能力低下（筋のインスリン抵抗性増大）
- 歯周病との悪循環（残存歯の減少／咀嚼能力の低下／食物繊維摂取量の減少）
- 味覚の鈍麻（高単純糖質の摂取量増加／脂肪肝による肝のインスリン抵抗性増悪）
- 多臓器障害による薬物治療の困難さ
- 膵β細胞機能／量のagingによる減弱／減少

	コントロール目標値[注4]		
目標	血糖正常化を 目指す際の目標[注1]	合併症予防 のための目標[注2]	治療強化が 困難な際の目標[注3]
HbA1c（％）	6.0未満	7.0未満	8.0未満

治療目標は年齢，罹病期間，臓器障害，低血糖の危険性，サポート体制などを考慮して個別に設定する。

注1) 適切な食事療法や運動療法だけで達成可能な場合，または薬物療法中でも低血糖などの副作用なく達成可能な場合の目標とする。
注2) 合併症予防の観点からHbA1cの目標値を7%未満とする。対応する血糖値としては，空腹時血糖値130mg/dL未満，食後2時間血糖値180 mg/dL未満をおおよその目安とする。
注3) 低血糖などの副作用，その他の理由で治療の強化が難しい場合の目標とする。
注4) いずれも成人に対しての目標値であり，また妊娠例は除くものとする。

●図2 血糖コントロール目標 （日本糖尿病学会, 熊本, 2013年5月）

● 表2　高齢者糖尿病に対する，より安全な薬物治療の重要性

- 加齢性変化
- 多臓器障害
- 薬物代謝能低下（＋かくれ腎症進行）
- 服薬コンプライアンスの低下
- 低血糖に対する認知閾値の低下
- 把握できていない無自覚性低血糖
- 血糖コントロール目標が厳格すぎないか？
- 体重増加（＋浮腫／心不全）との悪循環

● 表3　高齢者糖尿病の管理上の課題と対応策

キーパーソン不在（食事療法の実施困難）
　　→宅配食／在宅栄養指導
運動能力の低下（インスリン抵抗性の助長）
　　→散歩・ダンベル（座位でもできる）体操
臓器予備能の低下（作用の遷延，薬剤の副作用）
　　→単純な処方を少量から／在宅服薬指導
　　→低血糖・体重増加リスクの小さい薬剤から
視力・聴力障害，手指の運動障害（自己注射困難）
　　→家人の協力／超持効型インスリンアナログ製剤の応用
自律神経障害合併（低血糖の認知困難）
　　→血糖自己（家人）測定
うつ／認知機能低下（服薬コンプライアンス低下）

（難波 光義・勝野 朋幸）

● 文献 ●

1) Action to Control Cardiovascular Risk in Diabetes Study Group. Gerstein HC et al: Effects of intensive glucose lowering in type 2 diabetes. N Engl J Med 358: 2545-2559, 2008
2) Whitmer RA et al: Hypoglycemic episodes and risk of dementia in older patients with type 2 diabetes mellitus. JAMA 301(15): 1565-1572, 2009
3) Rizzo MR et al: Relationships between daily acute glucose fluctuations and cognitive performance among aged type 2 diabetic patients. Diabetes Care 33(10): 2169-2174, 2010
4) Currie CJ et al: Survival as a function of HbA1c in people with type 2 diabetes: a retrospective cohort study. Lancet 375(9713): 481-489, 2010
5) 難波光義：糖尿病の薬物治療－最近の話題．日本内科学会雑誌 103(3): 657-664, 2014

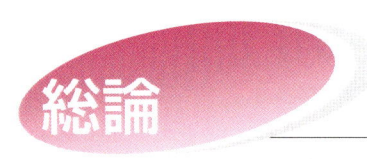

2. 高齢糖尿病患者の合併症と栄養食事指導

　成年期に発症した高齢者糖尿病では，罹病歴が長いため，それぞれの糖尿病合併症の頻度が高く，一人の患者が複数の合併症をあわせもつことが多くなります。一方，高齢期に発症した糖尿病症例では，耐糖能異常の程度や合併症の発症・進展が軽度とされていますが，まれに1型糖尿病に近い急激な悪化をきたす場合があるほか，通常でも思いのほか急速に発症進展する場合があるので注意が必要です。

　したがって，高齢糖尿病患者の治療の栄養計画を立てる際には，個々の症例の病態に身体・精神的背景，経済的背景，家族関係などの社会的条件などを包括して総合的に判断します。少なくとも食事療法上の種々の工夫や家族の協力を得て，ベストでなくてもベターな血糖コントロールを目指すことが必要となります。

❶ 治療の根幹は食事療法

　高齢糖尿病患者において，良好な血糖管理を保つための根幹が食事療法にあることは言うまでもありません。しかし，高齢糖尿病患者では，過去に栄養食事指導の受講経験があっても，長期慢性化した場合，主疾患の治療が優先され，積極的に血糖コントロールが得られないケースも出てきます。また高齢患者では長年の食習慣，理解力，咀嚼能力，調理能力など，個々の症例の個人差が大きくて，その栄養食事指導がきわめて困難な例も少なくありません。このような場合，最初から過大な教育を行うより，能力に合わせ一歩一歩よりよい食事療法に近づける努力が必要となります。

❷ 高齢糖尿病患者の栄養教育方法

　近年，糖尿病療養指導では，自己管理意欲の維持向上を主眼に置き，この療養目標達成のための栄養教育方法が変化してきています。たとえば，講義式の一斉学習から，行動目標の自己決定や自己管理などの行動的技法，グループワークやロールプレイなどの教育的技法を取り入れたものが普及していますが，なかでも体験実食型という教育的技法では，患者の自主主導性を重視し，その場で成果を実感できるというメリットがあります。これは患者の自覚を促し，個として尊重されることから自己管理意欲を高めることに役立つと考えられます。

　このような例をみても，高齢糖尿病患者に対して行う栄養食事指導においては，患者の主体性を重視することが重要で，医療スタッフにより療養メニューが提案提供型で示されることが一つの解決策になると思われます。患者自身のペースと必要性に合わせて行い，患者個々の日常生活を確認し，一人ひとりに応じた食生活を組み立てることは，考えてみれば栄養食事指導の基本でもあるわけです。

❸ 高齢糖尿病患者における栄養食事指導の要点

高齢者の多様性を勘案した栄養食事指導における留意点をまとめます。

- 栄養食事指導は，原則として糖尿病治療のための食品交換表を使いこなせることに目標をおいて行いますが，症例によってはさらに簡単な指導法を考慮する必要があります。
- 総摂取エネルギー量は，加齢にともなう基礎代謝量や運動量の低下を考慮するほか，性，年齢，肥満度，ADL，血糖値，合併症を鑑みて，エネルギー設定量に配慮します。
- 糖尿病を基礎疾患としてもつ場合，総摂取エネルギー量は，合併するほかの疾患に応じて考慮しますが，特別な運動要件がない限りは標準体重1kgあたり25〜30kcalが適当です。
- 1日の指示エネルギー量の55〜60％を炭水化物，10〜20％（標準体重1kgあたり1.0〜1.2g）をたんぱく質，残りを脂質（植物油や魚類由来）で摂るようにするのが原則です。
- 動物性たんぱく質・脂肪は適量とし，植物性たんぱく質（豆腐・納豆など）を多く摂ります（基本的には壮年期と同様です）。
- ビタミンやミネラル，とくにカルシウムの適正な摂取が必要であり，食物繊維（摂取エネルギー量1,000kcalあたり10gを目安とします）も適正に摂ります。
- 患者自身の嗜好，食習慣，理解力，料理への関心度，実際の摂取量などに配慮します。
- 患者本人の理解力やADLが低下している患者では，介護者に対して栄養食事指導を行います。
- 一人暮らしの高齢糖尿病患者では，介護サービスや給食システムの利用などを積極的に利用するよう指導します。
- 虚弱高齢者では，重篤な合併症や低栄養を回避することが重要です。
- より正確な栄養評価が必要となるため，「何を食べたか」などの具体的な質問から生活を確認することも肝要です。高齢者の栄養食事指導においては，数字をみるのではなく生活をみることが大切なのです。

（福田 也寸子）

● 文献 ●
1) 日本糖尿病療養指導士認定機構編．糖尿病療養指導ガイドブック2013．大阪，メディカルレビュー社，2013
2) 日本糖尿病学会編・著．糖尿病食事療法のための食品交換表第7版．東京，日本糖尿病協会・文光堂，2013
3) 福田也寸子ほか：高齢患者の体験実食型糖尿病教室参加がもたらす効果について．日本病態栄養学会誌 7: 135-142, 2004

1 脳卒中

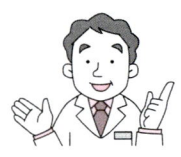

病態の特徴

1 病態生理

1) 脳卒中の病型分類

脳卒中のタイプは，①脳出血，②くも膜下出血，③脳動静脈奇形にともなう頭蓋内出血，④脳梗塞，に分類されます。脳梗塞は，さらに臨床的カテゴリとしてラクナ梗塞，アテローム血栓性脳梗塞，心原性脳塞栓症に分類されています（NINDS CVD-Ⅲ 1990）[1]（**図1**）。

高齢者の脳梗塞についていえば，近年，非弁膜性心房細動による心原性脳塞栓症の比率が非常に高くなっています。脳出血の特徴としては，穿通枝動脈の高血圧性細動脈壊死による基底核，視床出血のほかに，アミロイド血管症による皮質下出血が高率にみられます。

2) 脳卒中急性期の基本病態と治療

虚血性脳障害の程度は，虚血の程度と持続時間により決定されると考えられています。脳梗塞の根本的治療は閉塞血管の再開通です。発症4.5時間以内の超急性期には，血栓溶解薬（アルテプラーゼ0.6 mg/kgの静注療法）や新しい血栓回収デバイス（Merci，Penumbraなど）を用いた血管内治療法が保険認可されていますが，同時に脳保護薬が併用されています。また，病型に応じて抗血小板療法や抗凝固療法が適宜選択されます。

脳内出血は発症後の血腫の増大や脳浮腫を防ぐために血圧管理やグリセロール静脈内投

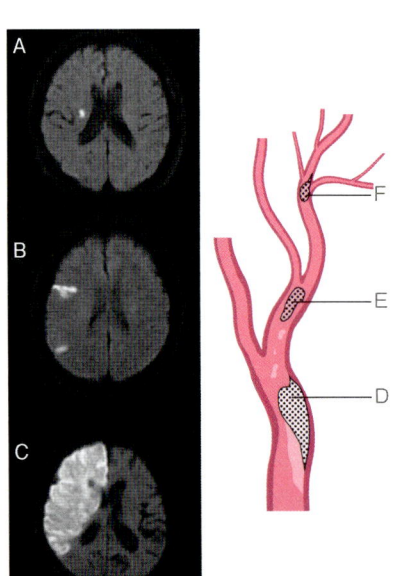

脳梗塞の病型分類

A: ラクナ梗塞は15 mm以下の小梗塞巣であり，通常高血圧を基礎疾患とする穿通枝動脈の動脈硬化性変化や主幹動脈の壁在血栓により，基底核，深部白質，橋などに生じます。
B: アテローム血栓性脳梗塞は，全身の動脈で加齢により進行するアテローム性動脈硬化性病変を基礎病変として発症します。血管病変は内頸動脈，中大脳動脈など主幹動脈にみられます。
C: 非弁膜性心房細動による心原性脳塞栓症。心房からの遊離血栓では比較的太い血管が閉塞し，梗塞巣は広範囲に及びます。

脳虚血の発症機序

血栓性，塞栓性，血行力学性など複雑です。動脈硬化により肥厚した血管壁（D）により血管径は狭くなり，灌流圧が低下して血流が低下します。また，この粥腫や心房から遊離した血栓により，血管が閉塞する（E, F）ことによって血流が途絶します。

●図1 脳梗塞の病型分類と脳虚血の発症機序

与を行いますが，血腫吸引術などの外科的処置が考慮されることもあります。脳動脈瘤破裂によるくも膜下出血に対しては，再出血防止のために外科的治療（開頭クリッピング術，血管内動脈瘤塞栓術），後髄液循環管理，遅発性虚血障害の管理が行われます。

2　診断基準

1）神経症状

　急性期に多い症状は，片麻痺，言葉が話せない（あるいは理解できない），めまいがあって動けない，などです。入院時重症度や転帰は，脳梗塞タイプにより大きな違いがあり，心原性脳塞栓症が最も重症で，次いでアテローム血栓性脳梗塞の順で，これらに比べてラクナ梗塞は一般に軽症です。

脳卒中患者の重症度

　意識レベル，注視，視野，顔面麻痺，上肢の運動，下肢の運動，失調，感覚，言語，構音障害，消去/不注意の11項目の神経脱落症候を点数化して評価します（NIHSS：NIH Stroke Scale）。

TIAの病態生理

　神経脱落症状が24時間以内に消失するTIA（一過性脳虚血発作）では，発症後90日以内の脳卒中発症危険度は15〜20％にのぼり，その約半数はTIA発作から48時間以内に発症することが明らかになっています。TIA後，脳梗塞を早期に発症する危険因子が分析され，A（age: 年齢），B（blood pressure: 血圧），C（clinical features: 臨床的特徴），D（duration: 持続時間），D（Diabetes mellitus: 糖尿病）の頭文字をとって，ABCD2スコアとして再発リスクの予測に用いられています。

2）画像診断

　脳卒中の画像診断にはX線CT，MRI，脳血管撮影，脳血流SPECT，PET，超音波検査など，多くの検査法が開発使用されています。まず，出血性病変の診断のため，CT検査が最初に行われます。脳梗塞の早期虚血診断は，CTよりMRI拡散強調画像がすぐれています。MRIではそのほかに脳血管の閉塞部位，虚血病巣の進行の程度の診断を行います。頸部血管超音波検査では，頸動脈と椎骨動脈の形態と血流評価を行います。

MRIについて

　体内の水の分布をとらえることで，体の中の構造を画像化します。強力な磁場の中で，体に電磁波を当てると，体内の水素原子が核磁気共鳴という現象を起こします。この現象で出る水の信号をとらえ，画像を作り出しています。

3　疾患と糖尿病との関係

1）急性期治療

全身管理と薬剤治療（脳梗塞急性期抗血小板抗凝固療法）

　『脳卒中治療ガイドライン2009』には，脳卒中超急性期の全身管理法として，呼吸・循環（血圧）・代謝管理（栄養）・抗脳浮腫に対する治療法が記載されていますが，栄養に関する推奨項目として，高血糖または低血糖はただちに是正すべきである（グレードB）としています。発症時にはストレスにより非糖尿病患者でも血糖上昇が認められますが，発症時の高

血糖は非糖尿病患者では死亡率，および機能回復の予後を悪化させます．また，早期治療を円滑に進めるため，SCUと呼ばれる脳卒中集中治療室を持つことが推奨されています．

2) 慢性期脳卒中の治療・発病予防・危険因子の管理

慢性期治療は再発予防とリハビリテーションが中心となります．脳梗塞の発症予防には，同ガイドラインには脳梗塞再発予防として抗血小板療法・抗凝固薬療法の有効性のほかに，①高血圧症，②糖尿病，③脂質異常症，④飲酒・喫煙，⑤メタボリックシンドローム・肥満，⑥心房細動，など11項目の危険因子を挙げています．糖尿病に関しては，①脳梗塞の再発予防に血糖のコントロールが推奨される（グレードC1），②インスリン抵抗性改善薬のピオグリタゾンによる糖尿病の治療は，脳梗塞の再発予防に有効である（グレードB），の2点を記載しています．このように糖尿病を含む危険因子（高血圧，脂質異常症，肥満，喫煙）を包括的にコントロールすることが必要です．代表的な抗血小板薬はアスピリン，クロピドグレル，シロスタゾールです．心房細動患者における心原性脳塞栓症予防にはワルファリンによる抗凝固療法が行われます．

4 高齢者の特徴

脳卒中の急性期では，可能な限り早く治療を開始すること，同時にリハビリを開始することの二つが重要です．急性期のリハビリテーションは，廃用性症候群を予防することを目的に行われます．高齢者の脳卒中では，意識障害，精神症状や言語障害によるコミュニケーション障害などのほかにも，リハビリテーションを遅らせるさまざまな阻害因子への対策が重要です．

心肺機能は加齢にともない低下しますが，高齢者では慢性呼吸器疾患の罹患率も高く，入院時すでに心不全や肺炎を併発していることも多くみられます．そのほかに高血糖，水・電解質異常，薬物副作用，腎不全などの合併は脳卒中の増悪因子になっています．発病早期から呼吸循環管理だけでなく，感染症の管理には十分注意を払う必要があります．

意識障害については，急性期を過ぎてもSIADH（抗利尿ホルモン不適合分泌症候群）など発症機序はさまざまですが，低ナトリウム（Na）血症をきたすことにより症状が進行することがありますので，十分な注意が必要です．また，高齢者の脳卒中では，既往の脳病変にともなう仮性球麻痺による嚥下障害も食物の経口摂取を困難にしますので，軽症でも発病初期から栄養管理を厳格に行うことが大切です．高齢者の脳卒中の栄養管理では，意識障害や嚥下機能を正確に把握して，状態に応じて経管栄養など適切な栄養法を考慮しながら，経口摂取ではプリン食など誤嚥が起こりにくい食物形態の選択を行うことが大切です． （若山 暁）

●文献●

1) Special report from the National Institute of Neurological Disorders and Stroke. Classification of cerebrovascular diseases Ⅲ. Stroke 21(4): 637-676, 1990
2) 篠原幸人ほか編：脳卒中治療ガイドライン 2009．東京，協和企画，2009
3) Gaede P et al: Effect of a multifactorial intervention on mortality in type 2 diabetes. N Engl J Med 358(6): 580-591, 2008
4) Antiplatelet Trialists' (ATT) Collaboration: Asprin in the primary and secondary prevention of vascular disease: collaborative meta-analysis of individual participant data from randomized traials. Lancet 373(9678): 1849-1860, 2009
5) Dormandy JA et al: Secondary prevention of macrovascular events in patients with type 2 diabetes in the PROactive Study（PROspective pioglitAzone Clinical Trial In macroVascular Events）：a randomised controlled trial. Lancet 366 (9493): 1279-1289, 2005
6) 藤島正敏：高齢者脳血管障害の病態と治療．日本老年医学会雑誌 36(10): 681-689, 1999

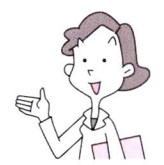

脳卒中を合併する場合の 栄養ケアの実際

◆糖尿病・加齢にともなう特徴と注意点

　脳卒中急性期では，可能な限り早期に治療を開始することが重要ですが，高齢者脳卒中の急性期では，同時に廃用性症候群を予防するリハビリテーションと栄養管理を開始することの重要性が認識されるようになっています。

　脳卒中後に多い症状は，片麻痺，言語障害などですが，急性期では脳卒中患者の死因第1位である誤嚥性肺炎を予防するため，早期から嚥下機能の評価を行い，口腔ケアも開始します。回復期，生活維持期は再発予防のために危険因子の管理が重要です。後遺症の重症度により生活活動量が大きく異なるため，医師，看護師，理学療法士，作業療法士，言語聴覚士，歯科衛生士と綿密な連携を図りながら，栄養プランニングをする必要があります。その他，薬剤管理が大切ですので，薬剤師との連携も欠かせません。

栄養アセスメント

●患者の医療面接時のチェックポイント

食習慣	生活習慣	その他
□食べ過ぎ（または食事量の不足）❶	□運動習慣がない❶	□脳卒中後遺症がある
□塩分・糖分の摂り過ぎ❷	□生活活動量が少ない❶	（麻痺，嚥下障害，言語障害）❹
□野菜・海藻類が少ない❷	□生活時間が不規則（不眠）❸	□最近，体重が増加（減少）
□魚より肉好き❷	□喫煙習慣	□血圧・血清脂質が高め
□飲水量が少ない❶	□ストレスを感じやすい	□血清Naが低値❺
□飲酒が多い❷		□虚血性心疾患がある❺
□間食や夜食の習慣がある❸		□薬を多種服薬している❺

とくに注意・確認すること

❶**カロリー摂取量の過不足と水分摂取**：リハビリテーションとして運動習慣があるかどうかの確認。強度，時間を考慮し，カロリー摂取量の過不足を判断する。とくに高齢者は水分摂取不足が懸念される。定期的な水分摂取を促すことが必要。

❷**好き嫌い**：塩分の摂り過ぎによる血圧上昇に注意が必要。塩干物，漬物，外食などの摂取量の確認。動物性食品，脂質の摂り過ぎ，アルコールの多飲についても確認が必要。

❸**生活習慣**：生活習慣の乱れは食習慣の乱れにつながるため，1日のタイムスケジュールを確認する。あわせて，調理能力の確認もする。

❹ **後遺症の確認**：運動機能・言語機能・嚥下機能の障害が残っている場合，食事療法の妨げになることが多い。リハビリテーションスタッフとの連携が必要な場合もある。

❺ **既往歴の確認**：心房細動や心筋梗塞は「心原性脳塞栓症」の原因となる。あわせて抗血液凝固薬（ワルファリンなど）の服用の有無も確認する。脂質異常改善薬，降圧薬，不整脈の薬などを服用していないか確認。脳卒中ではSIADH（抗利尿ホルモン不適切分泌症候群）による低ナトリウム（Na）血症がしばしば存在し，この場合は減塩指導をしてはいけない。

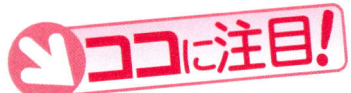

項目名	診断と数値
❶ BMI（kg/m²）	低体重：18.5 未満 肥満：25 以上
❷ 血圧（mmHg）	至適血圧：120 未満かつ 80 未満 正常血圧：130 未満かつ 85 未満
❸ 血清 TG（mg/dL） 血清 HDL-C 値（mg/dL） 血清 LDL-C 値（mg/dL）	高 TG 血症：150 以上 低 HDL-C 血症：40 未満 高 LDL-C 血症：140 以上 境界域高 LDL-C 血症：120〜139
❹ 血清 Na（mEq/L）	基準値：135〜145 低 Na 血症：130 未満 125 以下になると身体症状出現

とくに注意・確認すること

❶ **BMI（肥満度）算出式**：体重（kg）÷ 身長（m）²

❷ **高血圧の合併**：高血圧症の項（p.40）参照。『脳卒中治療ガイドライン2009』でも厳格な血圧管理が推奨されている。

❸ **脂質異常症の合併**：脂質異常症の項（p.74）参照　動物性食品，脂質，アルコール摂取量の確認が必要。動脈硬化危険因子の確認。

❹ **低 Na 血症の合併**：SIADHの診断については「病態の特徴」の項（p.16）参照。症状は，倦怠感，嘔吐，傾眠，進行すれば全身痙攣，昏睡を経て死に至ることもある。入院中に治療（水分摂取制限：400〜1,000mL/日，改善しない場合は食塩10g以上/日摂取など）が行われるため，外来患者での頻度は低いが，つねに血清Na値を確認することが必要。

栄養プランニング

●プランニング時のチェックポイント

食習慣	生活習慣	その他
□摂取エネルギー量の適正化❶	□運動リハビリ習慣を続ける❺	□標準体重を目安に健康体重を設定
□塩分糖分を控える❷	□家庭内での活動量を増やす	
□飲水量を確保する❸	□規則正しい生活リズム,不眠対策❻	□糖代謝の改善
□肉を控え魚・大豆・大豆製品を摂る		□高血圧の改善
	□禁煙	□脂質代謝の改善
□野菜・海藻類・食物繊維を十分に摂る	□ストレスと上手く付き合う	□不整脈のコントロール
		□血清Naの管理
□節酒(禁酒)❹		
□間食・夜食をしない		

とくに注意・確認すること

❶**バランスのよい食事**：主食＋主菜＋副菜（野菜料理）2品を揃えるようにする。主食は計量し，主菜の適量を理解させる。

❷**高血圧予防**：減塩食品（調味料），うま味，酸味などの利用で減塩を促す。

❸**飲水量の確保**：こまめな飲水を心がける。水やお茶で1日2L程度の水分を摂るようにする（心疾患がある場合は医師の指示に従う）。カフェインやアルコールは，利尿作用を促すため水分補給にはならない。

❹**脳卒中再発予防**：アルコールは脱水を誘発させ，運動障害，精神症状などが悪化することがあり，血糖コントロールも乱れる。脳卒中の再発を防ぐためにも節酒（禁酒）・禁煙を指導する。

❺**運動習慣**：運動は，血圧・血清脂質・血糖コントロールに効果があることを患者に伝える。麻痺などがある患者には，状況をみながら運動を生活の中に取り入れる。ただし，体調の悪い日は無理をしないで休むようにする。

❻**規則正しい生活**：1日3食ある程度時間を決めて摂る。夕食は就寝2時間前までに摂り，規則正しい生活を心がける。

栄養モニタリング

●モニタリング時のチェックポイント

食習慣
- □ 活動量に見合う摂取エネルギーの管理 ❶
- □ 塩分制限の実行 ❷
- □ 十分な飲水量の確保
- □ 食物繊維の充足
- □ 禁酒・禁煙・嗜好飲料の制限 ❶
- □ 規則正しい食生活

生活習慣
- □ 運動習慣(ウォーキングなどを1日20分以上) ❸
- □ リハビリの継続(必要時) ❸
- □ 規則正しい生活

その他
- □ 血糖・体重管理
- □ 血圧・脂質管理
- □ 血清Na管理 ❹

とくに注意・確認すること

❶ **血糖コントロールが改善されず体重が増減**：活動量に見合ったバランスのとれた食事摂取量および節酒が守られているかなどをチェックする。

❷ **血圧コントロールが改善されない**：血圧管理が重要であり、塩分制限が要になることを説明する。高齢者は塩分感受性の閾値が上がり、本人はうす味に努めているつもりでも塩分過剰となることがあるため注意が必要。

❸ **リハビリテーションが進まない**：散歩程度の運動や家事でも効果があることを説明し、継続を促す。こまめな水分補給の必要性も指導する。

❹ **低Na血症の有無**：入院中にSIADHによる低ナトリウム（Na）血症が認められた患者は、外来でのフォローも継続して行う。

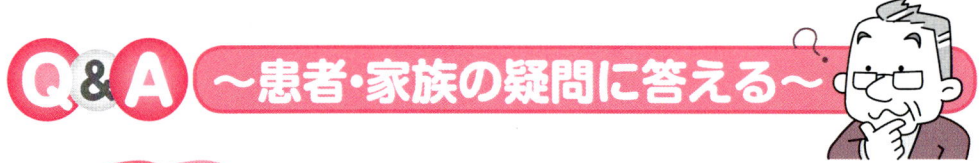

キーワード 薬剤，調理法，アルコール，ワルファリン

薬と食事の食べ合わせ

Q：心房細動があり、脳梗塞再発予防としてワルファリンを服用していますが、納豆以外に気をつける食べ物はありますか？ 食べ物に気を使わなくても良い薬はありませんか？

A：納豆以外にも、クロレラ、青汁ではビタミンKが多量に含まれ、その含量も一定しないので摂取は厳禁です。緑黄色野菜は、通常の食事で摂る程度であれば問題ありません。また、ビタミンKは極端に多量摂取すると作用を減弱させるため注

各論：他の疾患を合併する場合の病態の特徴と栄養ケア

意が必要です。最近はビタミンKの影響を受けない経口Xa阻害薬（リバーロキサバンなど）が保険認可されていますので，一度主治医にご相談ください。ほかにも，グレープフルーツに含まれるフラノクマリン誘導体は，小腸粘膜上の薬物代謝酵素（CYP3A4）の活性を不可逆的かつ強力に阻害します。チエノピリジン系抗血小板薬クロピドグレルとチクロピジンは，肝臓で代謝され活性体となるため，グレープフルーツにより薬理作用が低下する可能性があります。

調理ができない高齢者へのアドバイス

Q：高齢の夫を介護する私も脳梗塞の既往があり，簡単な調理しかできません。外食やお惣菜で済ませてもいいですか？

A：外食や惣菜中心となると，塩分・脂質過剰や野菜不足が懸念されます。生で食べられる野菜を食べる習慣をつけたり，電子レンジでも簡単に野菜料理ができるので工夫してみてください。病態別の「宅配食」の利用も良いでしょう。毎日宅配される業者であれば，再発の多い脳卒中患者の安否確認にもなり一石二鳥です。介護保険をご利用であれば，ケアマネージャーを通じて管理栄養士や看護師，言語聴覚士に調理法などを相談してみましょう。

Q：アルコールがやめられません。休肝日を作れば好きなだけ飲んでもいいですか？

A：アルコールの多飲は，血糖コントロールを乱すだけでなく，脱水を促し脳卒中の再発を招く危険性があります。節酒が難しい場合は禁酒に努めましょう。

●これだけは忘れない！ 糖尿病との関連

脳卒中は病期や重症度によって生活活動量が大きく変化するため，摂取エネルギー量を随時定めていく必要がある。高血圧や脂質異常症などに合わせて塩分・脂質制限などを強化し，包括的にコントロールすることが大切。

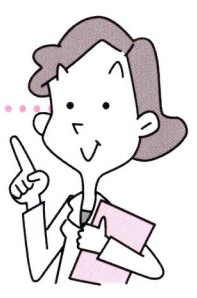

（宮﨑 智子）

2 認知症

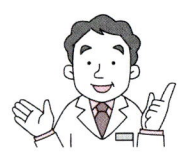

病態の特徴

1 病態生理

　認知症は，一度獲得された知的機能が，後天的な脳の器質障害により全般的に低下し，社会生活や日常生活が困難になった状態と定義され，なんらかの脳神経細胞の器質的変化から引き起こされると考えられています。以前は進行性であると考えられてきましたが，近年の薬物療法の進歩により，進行の抑制が可能となってきています。

　日本ではアルツハイマー病が認知症の50～60％を占めています。アルツハイマー病は短期記憶障害，時間の見当識障害などの認知機能低下などにより発症します。病理学的には，大脳皮質における神経細胞の著明な脱落と，多数の老人斑が認められることが特徴とされています。神経細胞が障害を受ける機序としては，脳神経細胞内のアセチルコリン作動性ニューロンの障害によるというコリン仮説や，神経伝達物質の一つであるグルタミン酸が細胞毒性を誘発するというグルタミン酸神経毒仮説などがあり，これらは現在薬物療法のターゲットとなっています。ほかにも神経細胞の老人斑からアミロイドが抽出されたことから，なんらかの蛋白が神経細胞にアミロイドとして沈着することが，神経細胞毒性を誘発するというアミロイドカスケード仮説も想定されています。

　非アルツハイマー型認知症は，レビー小体型認知症，前頭側頭葉変性症などの変性性の認知症と，血管性認知症や正常圧水頭症などの非変性性認知症に分類されます。レビー小体型認知症は，認知機能障害に加え，幻視，錯視，妄想，パーキンソン症状が認められます。前頭側頭葉変性症は，著明な人格変化，行動障害，言語障害が特徴とされます。血管性認知症は脳動脈硬化が原因となった微小脳梗塞を主体として起こる認知症で，血管病変部位によりさまざまな症状を起こし，早期からの歩行障害，尿失禁，偽性球麻痺，感情失禁などが特徴とされます。正常圧水頭症は歩行障害，認知障害，尿失禁があり，脳室拡大はあるものの髄液圧は正常で，髄液シャントにより症状が改善します。

2 診断基準

　認知機能の評価法として一般的によく用いられるのは，改訂長谷川式簡易知能評価スケールと，Mini-Mental State Examination（MMSE）です。どちらも10分前後で実施可能です。これらの検査とすでに述べた認知症の特徴から，臨床的に診断されます。また，MRIや脳血流SPECTなどの画像診断の有用性も明らかになってきています。

　近年，正常老化と認知症の境界領域にある軽度認知障害（mild cognitive impairment：MCI）が注目されており，認知症の早期診断につながるのではないかと期待されています。

3　疾患と糖尿病との関係

　高齢糖尿病患者の認知症リスクは，アルツハイマー型認知症および脳血管性認知症ともに，非糖尿病患者の2～4倍であるとされています。糖尿病では細動脈硬化が糖尿病の合併症として進行することから，脳血管性病変から血管性認知症の発症も多く認められます。さらに，糖尿病では，高血糖による糖毒性（AGEや酸化ストレスなど）や高血糖，低血糖からなる代謝性変化が脳神経細胞に生じやすくなるだけではなく，インスリン抵抗性や高インスリン血症により，脳神経細胞へのアミロイドベータ蛋白の沈着やタウのリン酸化などを介して，アルツハイマー病の病理学的変性を促進する機序も，最近の研究で明らかになってきています。

　臨床的には，認知機能の低下により，自己管理が困難になることは想像に難くなく，糖尿病のコントロールは困難になります。

4　高齢者の特徴

　上述のことから，高齢者では血糖の良好なコントロールは認知症予防にも有用ですが，一方で，低血糖は認知機能の低下を引き起こすことが知られており，低血糖の予防も必要となります。低血糖は転倒や骨折などの老年症候群も引き起こすため，高齢者ではとくに留意するべきであり，なかでもインスリン注射に関しては細心の注意が必要とされます。

　認知機能が低下した患者の血糖コントロールは，前述の低血糖の予防がさらに重要となるため，低血糖を回避するように血糖コントロールする必要があります。一方で，高齢者は細胞内液の減少から脱水に陥りやすく，とくに認知機能が低下すると口渇の認識やそれに続く飲水行動も障害され，さらに脱水の危険性が高くなり，高浸透圧性昏睡を引き起こしやすいと考えられます。このことから，血糖コントロールが不要になることはないのは言うまでもありません。

　これらのことを踏まえ，2012年の米国糖尿病学会のレポート[1]では，軽い認知機能障害ではHbA1cを8％以下に，著しい認知機能障害では8.5％以下にすることを推奨しています。また欧州の同様のレポート[2]では，入所中の認知症患者ではHbA1cを7.6～8.5％にコントロールすることを推奨しています。

　高齢者は個人差が大きく，また併存する糖尿病合併症や，その他の疾患の有無とその予後などを勘案した個別の対応が必要なことは言うまでもありません。諸外国の報告から認知症患者ではHbA1cは8％前後を目安にするのが良いと考えられますが，高齢化社会を迎えたわが国独自の基準を作成することが必要であると考えられます。

（倭　英司）

●文献
1) Kirkman MS et al: Diabetes in older adults. Diabetes Care 35(12): 2650-2664, 2012
2) Sinclair AJ et al: European Diabetes Working Party for Older People 2011 clinical guidelines for type 2 diabetes mellitus. Executive summary. Diabetes Metab 37 Suppl 3: S27-38, 2011

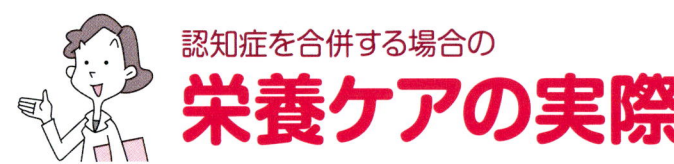

認知症を合併する場合の 栄養ケアの実際

◆糖尿病と認知機能障害との関連性

　糖尿病による認知機能障害の機序は，①血管障害：脳血管障害による認知症，②高血糖：糖毒性（脳細胞のエネルギー源としてのブドウ糖による加齢スピードの加速）の2つがあり，糖尿病は認知症の発症のリスクとなります（**図1**）。

　糖尿病の栄養ケアは，認知症の発症の有無によって，①認知症を発症してない糖尿病の高齢者：認知症予防のための栄養管理，②認知症を発症した糖尿病の高齢者：認知症の進行を遅くするための栄養管理に分けられます。いずれも，糖尿病治療を目的とした体重コントロールが基本となります。

　ただし，認知症がある場合は，個別の栄養管理が重要になります。症状に合わせて，本人だけでなく，認知症高齢者をケアする人に対する栄養指導も重要です。

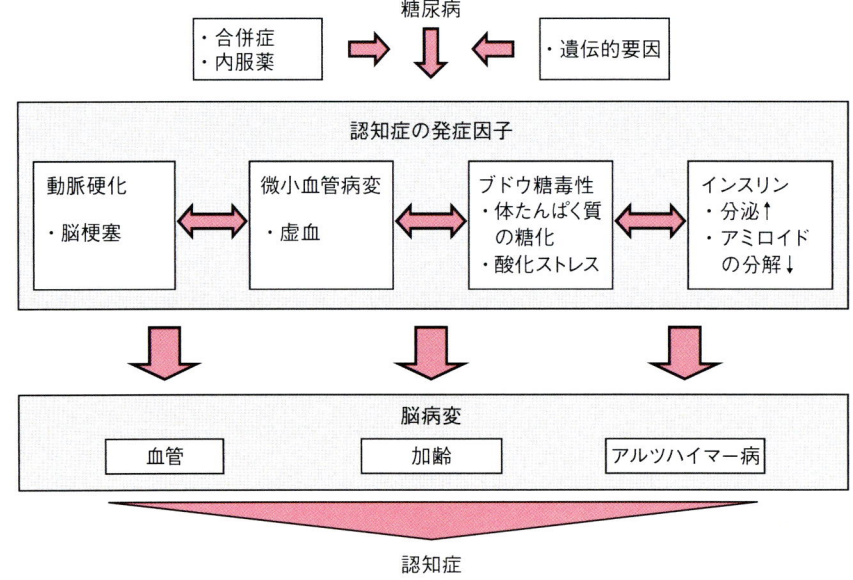

●図1　糖尿病と認知症の関連性

（文献1より引用）

各論：他の疾患を合併する場合の病態の特徴と栄養ケア

栄養アセスメント

●患者の医療面接時のチェックポイント

食習慣	生活習慣	その他
□食べ過ぎ ❶	□自己血糖チェックできるか？	□体重，BMI ❷
□食事回数	□生活活動量(徘徊も含む)	□上腕周囲長(AC)
□間食の習慣がある	□生活時間が不規則	□上腕三頭筋皮下脂肪厚(TSF)
□外食の回数が多い	□内服薬(インスリン注射)のコン	□血圧・心拍数
□清涼飲料水が好き	プライアンス	□低血糖症状(冷汗，意識障害) ❸
□飲酒が多い	□ケアする人がいるか？	□高血糖症状(多尿，意識障害)
□異常な食行動		□脱水症状(皮膚，粘膜の乾燥)
（早食い，異食，過食）		
□水分摂取量		

とくに注意・確認すること

❶**食べ過ぎ**：体重増加傾向の場合，食事量の確認が必要です。
❷**体重・BMI**：体重コントロールは糖尿病治療の基本です。
❸**低血糖症状**：認知症により症状をうまく伝えられない場合があります。身体アセスメントで確認します。

ココに注目！

認知症の中核症状と周辺症状

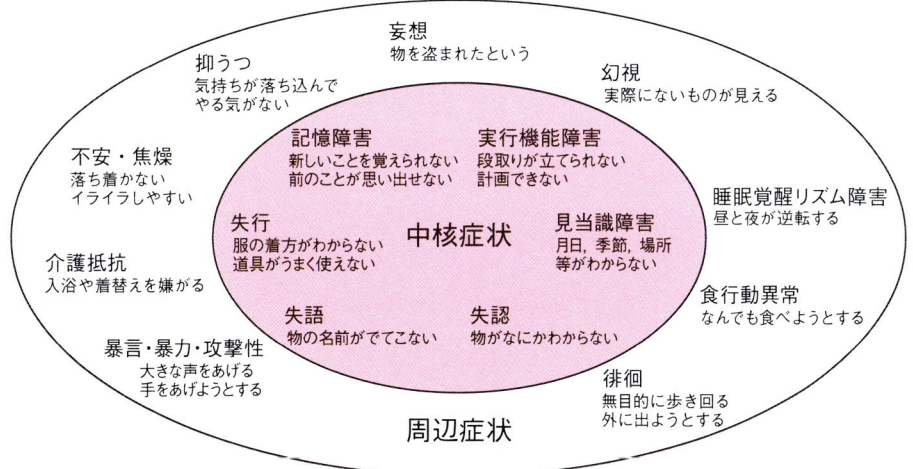

認知障害と食事との関連

		症状	栄養アセスメント	認知症アセスメント
中核症状	記憶の障害	前の食事がいつだったか覚えていない	ケアする人に確認する	
	認知の障害	食器や食物を認識できない		改訂長谷川式知能評価スケール,ミニメンタルステート検査(MMSE)スコア確認
	失行	スプーンを口に近付けても口を開けない		
	意思疎通の障害	食欲,食事の好みを伝えられない		言語コミュニケーション確認
	食行動異常	早食い,詰め込み,異食,盗食,過食	異常な食行動がないかケアする人に確認する	
周辺症状	興奮性	食事中にじっと座っていられない		
	攻撃性	拒食,介護への抵抗,暴力		
	うつ	食欲低下,食事時間の延長	食事量や食事時間をケアする人に確認する	
	妄想	「食物に毒が入っているから食べない」		
	幻覚	「食物に虫などがたかっている」		

とくに注意・確認すること

　認知症状により,食行動異常が出現する場合があります。過食の場合は食べ物を目につくところに置かない,早食いの場合は見守りを行うなど,症状に応じた対処を考慮する必要があります。また,認知症が進むにつれ,食事量が減少することが多く摂食障害にも注意が必要です。

栄養プランニング

● プランニング時のチェックポイント

食習慣
- □ 食事をする場所（環境）
- □ 食事の回数
- □ 1回の食事量
- □ 1回の水分量（飲水量）

生活習慣
- □ 生活活動量（徘徊も含む）❶
- □ 規則正しい生活をする❷
- □ こまめに体を動かす

その他
- □ 体重，BMI ❸
- □ ケアする人がいる場合，協力が得られるか

とくに注意・確認すること

❶ **身体活動**：METs（メッツ）により，1日のエネルギー必要量を算出し，1日の食事量を決める。

❷ **昼型の生活へ**：昼夜が逆転しないために，昼間はこまめに体を動かし，規則正しい生活をする。

❸ **体重**：体重の増減で栄養プランニングが妥当かどうかを確認する。なお，糖尿病による高血糖に留意して減量も考慮する。

METsを使ったエネルギー計算

65歳以上は身体活動10メッツ・時/週が推奨されている[2]。

例：80歳，男性，アルツハイマー病（MMSE 20点）
　　身長170cm，体重70kg，BMI 24（kg/m^2）
　　多動，徘徊あり（1日30分程度）

1日のエネルギー必要量＝安静時エネルギー必要量 +140 kcal
　　（多動，徘徊［速足］4.0メッツ×0.5時間×70kg＝140kcal）

栄養モニタリング

●モニタリング時のチェックポイント

食習慣	生活習慣	その他
□食事の1日の摂取量	□生活活動量(徘徊も含む)	□体重・BMI(1～2週間に1回測定)
□食事の回数	□内服薬(インスリン注射)のコンプライアンス	
□食事の時刻		□血圧・心拍数
□食事の場所(環境)		□皮膚・粘膜
□間食・アルコール		□意識レベル
□異常な食行動(早食い,異食,過食)		□冷汗
□嚥下障害		□尿量

とくに注意・確認すること
体重による栄養プランニングの妥当性を確認し,必要に応じて再プランニングを行う。

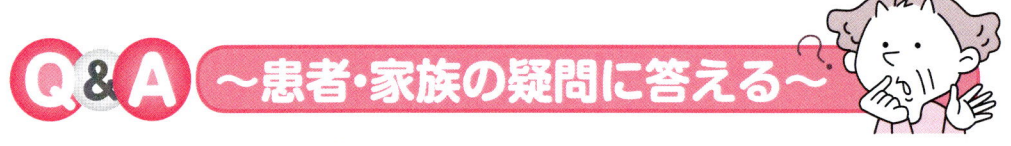

Q&A ～患者・家族の疑問に答える～

キーワード 摂食障害,徘徊,アルコール

認知症の進行にともなう摂食障害
Q:認知症が進行しても,糖尿病ならば食事は制限する必要がありますか?
A:認知症の進行にともない摂食量の減少や嚥下障害が出現することにより,体重が減少することが少なくありません。体重が減少している場合は,過去の栄養指導で食事の制限が必要な場合でも,必要な食事量や食事内容が変化し制限が必要ない場合もあります。

徘徊による活動量の増加
Q:家族が認知症で徘徊があります。この頃だんだん痩せてきた気がして心配です。
A:認知症による徘徊で,身体活動量が増えている可能性があります。通常のエネルギー量にプラスして徘徊で消費したエネルギー量を摂る必要があります(栄養プランニングの項目参照)。

各論:他の疾患を合併する場合の病態の特徴と栄養ケア

アルコールについて

Q:軽度の認知症で糖尿病もありますが,アルコールを飲むのはいけないでしょうか？

A:男性で2ドリンク以下,女性ではそれより少なめならば(女性の方が胃排泄時間が早く,胃液中のアルコール脱水素酵素活性が低いため),アルコールを飲んでもかまいません。

　＊ここでの1ドリンクは,15gエタノール(日本酒1.5合,ビール350mL 1〜2缶)[3]に換算しています。

これだけは忘れない！ 糖尿病との関連

血糖コントロール不良が認知症を進行させる恐れがあるので,体重管理が重要である。また認知症の進行により,食事摂取量・活動量など状態の変化に応じた栄養指導を考慮する必要がある。

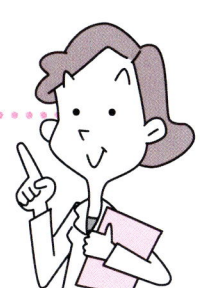

(鉾立 容子)

●文献●

1) Biessels GJ et al: Risk of dementia in diabetes mellitus. Lancet Neurol 5(1): 64-74, 2006
2) 厚生労働省:「健康づくりのための身体活動基準2013」http://www.mhlw.go.jp/stf/houdou/2r9822000002xple.html
3) Pastors JG et al: Diabetes Nutrition Q&A for health Professionals. Virginia, American Diabetes Association, 2003, p43

3 COPD（慢性閉塞性肺疾患）

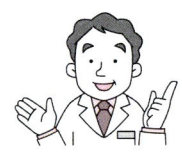

病態の特徴

1 病態生理

COPD（慢性閉塞性肺疾患）は，タバコ煙を主とする有害物質を長期に吸入曝露することで生じる炎症性疾患です。呼吸機能検査では，正常に復すことのない気流閉塞を示します。気流閉塞は末梢気道病変と気腫性病変がさまざまな割合で複合的に作用することにより起こり，通常は進行性です。症状としては徐々に生じる体動時の呼吸困難や慢性の咳，痰を呈しますが，症状に乏しいこともあります。

COPD症例では，呼吸仕事量の増大を主因とするエネルギーインバランスや全身性炎症，内分泌ホルモン異常などにより栄養障害が起こりやすく，COPDの病期Ⅲ期（高度の気流閉塞）以上では約40％の症例で体重減少がみられます。体重減少があると呼吸不全への進行や死亡の危険が高く，体重減少は気流閉塞とは独立した予後因子とされています[1]。

2 診断基準

長期にわたる喫煙歴と慢性の咳，喀痰，労作時呼吸困難などの症状があれば，COPDを疑います。疑ったら呼吸機能検査で評価し，1秒率が70％未満であれば，COPDと診断します（表1，2）。

3 疾患と糖尿病との関係

COPDは喫煙習慣による生活習慣病としての側面もあり，生活習慣病の代表である糖尿病をしばしば合併します。また，COPDは全身性の炎症性疾患であり，炎症を介して全身へ影響し併存症を発症します（表3）。その併存症の一つとして糖尿病が挙げられます（図1）。

● 表1 COPDの診断基準

COPDの診断基準
1. 気管支拡張薬投与後のスパイロメトリーで1秒率（FEV_1/FVC）が70％未満であること。
2. ほかの気流閉塞をきたし得る疾患*を除外すること。
*鑑別を要する疾患
1. 喘息　　　　　　　　　5. 気管支拡張症　　　　9. うっ血性心不全
2. びまん性汎細気管支炎　6. 肺結核　　　　　　 10. 間質性肺炎
3. 先天性副鼻腔気管支症候群　7. 塵肺症　　　　　　 11. 肺がん
4. 閉塞性細気管支炎　　　8. リンパ脈管筋腫症

（文献1より引用）

● 表2 COPDの病期分類

病期		定義
Ⅰ期	軽度の気流閉塞	%FEV₁ ≧ 80%
Ⅱ期	中等度の気流閉塞	50% ≦ %FEV₁ < 80%
Ⅲ期	高度の気流閉塞	30% ≦ %FEV₁ < 50%
Ⅳ期	きわめて高度の気流閉塞	%FEV₁ < 30%

気管支拡張薬投与後の1秒率（FEV₁/FVC）70%未満が必須条件．
（文献1より引用）

● 表3 COPDの全身的影響

全身性炎症：炎症性サイトカインの上昇，CRPの上昇
栄養障害：脂肪量，除脂肪量の減少
骨格筋機能障害：筋量・筋力の低下
心・血管疾患：心筋梗塞，狭心症，脳血管障害
骨粗鬆症：脊椎圧迫骨折
抑うつ
糖尿病
睡眠障害
貧血

（文献1より引用）

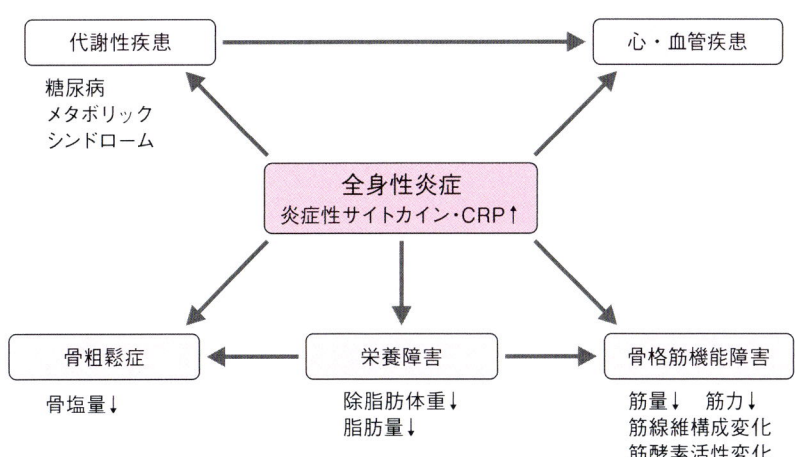

● 図1 COPDの全身性炎症とsystemic effect

（文献1より引用）

糖尿病患者の10％以上でCOPDが併存するとされますが[2,3]，糖尿病とCOPDの併存は，①高血糖／糖尿病下では，免疫能の低下（易感染性）により気道感染→COPD増悪を起しやすい，②重度の労作時呼吸困難を呈するCOPD症例においては，糖尿病の基本的な治療の一つである運動療法が実行困難となる，③COPDの栄養障害に対して，一般的には高エネルギー高たんぱく質食が推奨されるが，血糖管理との兼ね合いで栄養療法が困難となる，など，相互に悪影響を及ぼす可能性があります。したがって，喫煙歴を有する糖尿病患者においては，COPDの併存を念頭に置いて呼吸機能検査を実施し，COPDの早期診断および禁煙をはじめとした治療介入に努めるべきです。

4 高齢者の特徴

COPDはおもに中・高年者に発症するため，加齢にともなう疾患を併発していることが多い疾患です。さらには全身性炎症の関与もあり，心・血管疾患を始めとする併存症を含めた，包括的な評価と管理を行う必要があります。

（金子 正博）

●文献●

1) COPD（慢性閉塞性肺疾患）診断と治療のためのガイドライン第4版．日本呼吸器学会COPDガイドライン第4版作成委員会, 2013
2) Walter RE et al: Association between glycemic state and lung function: the Framingham Heart Study. Am J Respir Crit Care Med 167(6): 911-916, 2003
3) Minakata Y et al: Prevalence of COPD in primary care clinics: Correlation with non-respiratory diseases. Intern Med 47(2): 77-82, 2008

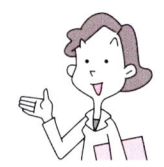

COPDを合併する場合の 栄養ケアの実際

◆糖尿病・加齢にともなう特徴と注意点

　COPDはさまざまな全身症状を発症する全身炎症性疾患であり，中年から高齢者に多く見られるため，喫煙や加齢にともなう併存症を持つ場合が少なくありません。肺以外の問題としては栄養障害，炎症の程度，骨格筋機能障害などが患者の重症度に影響するとされ，心血管疾患，骨粗鬆症，骨折，抑うつ，糖尿病，睡眠障害，貧血，緑内障などを発症するリスクが高くなります。予後因子として，加齢，性差（女性のほうがFEV_1低下速度が大きい），喫煙，低酸素血症，肺高血圧，肺性心，繰り返す増悪などがあげられます。COPD患者ではエネルギー消費量が増加しているにも関わらずエネルギーの充足が図れず，逆に摂食量が低下して痩せていくという悪循環に陥りやすく，必要量について本人・家族もそれほどその重要性を認識していないことが大きな理由だと思われます。増悪防止のためにも，栄養療法の必要性を安定期から十分に理解してもらうことが重要です。

栄養アセスメント

●患者の医療面接時のチェックポイント

食習慣	生活習慣	その他
□少食・食事摂取量❶	□運動不足❸	□喫煙❹
□糖質過多・偏食❷	□労作時疲労	□体重減少・過剰❺
□飲酒，飲水	□呼吸困難感，息切れ	□血糖・血圧
□間食		□腹部膨満感
□塩分過多		
□食事時間		

とくに注意・確認すること

❶**食事摂取量**：食事記録表などから1日の食事量，食事回数，時間などを確認し，1日のエネルギー摂取量，バランスをみます。嗜好品や間食なども含め，現状，数カ月前，数年前についても聞きとり，過不足を評価します。息切れのため摂食量が上がらない，お腹がすぐいっぱいになって食べられないとか，食べると疲れる，食べた後むせる，喫煙量・飲酒量が増えたなどの情報も収集します。

❷**糖質過多（食べやすいもの）**：COPD患者は食べやすいあっさりした，炭水化物中心の食事に偏る傾向があります。また世間に氾濫する検証されていない健康情報に惑わされ，

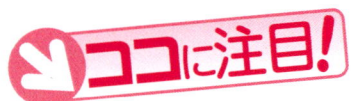

COPD症例において推奨される栄養評価項目

	項目内容	注意・確認する事柄
必須の評価項目	体重（% IBW）	軽度低下：80 ≦ % IBW < 90, 中等度低下：70 ≦ % IBW < 80, 高度低下：% IBW < 70
	体重（BMI）	BMI：低体重 < 18.5, 標準体重 18.5〜24.9, 体重過多 25.0〜29.9
	食習慣	好き嫌い，偏食，ドカ食い，少食
	食事摂取時の臨床症状の有無	呼吸困難や腹部膨満，咀嚼や嚥下の状態など
行うことが望ましい評価項目	食事調査（栄養摂取量の解析）	食事記録法，24時間思い出し法など
	安静時エネルギー消費量（resting energy expenditure: REE）	間接熱量計，ハリスベネディクトの計算式，その他
	%上腕囲（% AC）	体脂肪量と筋量の指標
	%上腕三頭筋部皮下脂肪厚（% TSF）	体脂肪量
	%上腕筋囲（% AMC: AMC = AC − π×TSF）	筋蛋白量の指標
	血清アルブミン	正常値 3.5mg/dL ≦
可能であれば行う評価項目	体成分分析（LBM, FM など）	fat mass（脂量：FM）， fat free mass（除脂肪量：FFM）
	RTP測定	トランスサイレチン，トランスフェリン，レチノール結合蛋白はそれぞれ半減期が2日，7日，0.5日
	血漿アミノ酸分析（BCAA/AAA）	フィッシャー比
	握力	筋力の低下（例：握力が男性 30 kg 未満，女性 20 kg 未満）
	呼吸筋力	最大吸気筋力（MIP），最大呼気筋力（MEP）は，最大吸気圧（PI max），最大呼気圧（PE max）で評価
	免疫能	リンパ球数など

□：『COPD（慢性閉塞性肺疾患）診断と治療のためのガイドライン第4版』より引用

脂肪分は悪いものだと思い込んで脂質を制限したり，誤ったあるいは偏った食事を摂っている場合があります。日頃の食事について，なぜそのような内容にしているのかについても聞くようにするとよいでしょう。

❸ **運動不足**：肺の過膨張による労作時呼吸困難をきたすようになると，運動はもちろん軽度の労作さえ困難になってきます。いつ頃から，どの程度の労作時呼吸困難を自覚して

いるのかを聞いておくとよいでしょう。

❹**喫煙**：COPDの治療の基本は禁煙です．タバコはCOPDの最大の原因ですので，喫煙習慣を絶つことでCOPDの進行を抑えることができます．ニコチン依存の状態になると，禁煙すること自体が難しくなります．病院の禁煙外来で，専門医の禁煙治療を受ける必要があります．

❺**体重減少**：わが国では約70％のCOPD患者に体重減少が認められ，欧米に比べて栄養障害の頻度が高くなっています．軽度の体重減少は脂肪量（FM）の減少が主体であり，中等度以上の体重減少は筋蛋白量の減少をともなうマラスムス型のたんぱく・エネルギー栄養障害となっています．体重減少のある患者では，呼吸不全への進行や死亡のリスクが高く，体重減少は気流閉塞とは独立した予後因子です．

栄養プランニング

●プランニング時のチェックポイント

食習慣	生活習慣	その他
□栄養量設定（高エネルギー・高たんぱく質）❶	□運動❹	□禁煙❺
□1回食事量❷	□呼吸法	□体重管理❻
□栄養素❸	□生活リズム	□服薬
□食べ方	□息切れ・疲労感	□下痢・便秘
□間食		
□食事時間		

とくに注意・確認すること

❶**栄養量設定（高エネルギー・高たんぱく質）**：一般的に，体重増加を目的とする場合，非たんぱくエネルギーとしてREEの1.5〜1.7倍以上が必要とされています．COPDの栄養障害に対しては，高エネルギー高たんぱく質食が基本となり，良質のたんぱく質としてBCAA（分岐鎖アミノ酸）含有食品を取り入れたり，ω-3系脂肪酸経腸栄養剤を間食として摂ったり，脂肪としてエネルギーとして利用されやすい中鎖脂肪酸（MCT）を使ってみるのもよい方法です．呼吸筋の収縮に重要なP，K，Ca，Mgなどの電解質・微量元素は十分に摂取します（たとえばチーズ，ゴマ，枝豆など）．とくにCOPDでは骨粗鬆症の頻度が高くなることも示唆されており，CaやビタミンDの摂取は重要です．食事摂取量を増やすことが困難な場合や中等度以上に％IBWの低下を示す場合には，経腸栄養など強制的な栄養補給が考慮されます．

❷ **食事摂取方法**：表1に示すような方法を参考に，しっかり食べられるように調整します。そのほか，食べるタイミングや三角食べなども工夫してみます。腹満感のため1回の食事で十分量が食べられない場合は，エネルギーの高い食事から食べる，食事の回数を増やす，といった点を指導するとよいでしょう。

❸ **献立の工夫**：少量で高エネルギーを摂るために，多脂性の食品や調味料（マヨネーズ，ドレッシング，バター，ベーコン，種実類，アボカドなど）を用いる。水分はただの水やお茶ではなく，ビタミン・ミネラルが摂取できる野菜ジュースや果汁で摂る。たんぱく質はBCAAが豊富な動物性たんぱくを選択する，といった工夫をすると良いでしょう。見た目や温度，香りも食欲に大いに関係しますので，盛り付けや給仕するタイミングなどにも気を配りましょう。

❹ **運動**：動くと息切れを起こす（労作時呼吸困難）ため，動くことに恐怖心を覚え運動不足になる傾向があります。運動不足が続くと心肺機能や筋力が低下し，さらに動けなくなり（運動耐容能の低下），廃用が促進される，といった悪循環に陥り，身体活動性の低下に至ります。身体活動性の低下は行動範囲の制限などから気分障害や食欲不振，便秘などさまざまな問題を引き起こし，QOLを低下させます。

運動不足を防ぐためには，労作時呼吸困難を軽減するための呼吸法や動き方を身につける必要があります。具体的には腹式呼吸，口すぼめ呼吸，呼吸筋ストレッチ体操，歩行などの持続できる運動を継続して行うことが運動耐容能を改善し，身体活動性の維持に繋がります。なお，COPDをはじめとした各種の慢性疾患（高血圧，糖尿病，高脂血症，肥満など）では，運動することにより予後が改善するといわれています。

❺ **禁煙**：COPDのおもな原因である喫煙は，食欲の抑制や味覚の変化を引き起こし，食思不振や偏食の原因となります。また，インスリン抵抗性を促進し，糖尿病の発症にも関わります。肺がんのリスクである点も含め，禁煙を勧めましょう。

❻ **体重管理**：運動療法による体重減少を抑制し効果を高めるためには，栄養療法をあわせて行わなければなりません。栄養療法を取り入れながら運動療法を行うことによって，筋肉増加をともなう体重増加が認められ，運動耐容能がさらに改善すると考えられています。

●**表1 食事中の呼吸困難緩和の指導**

食思不振	エネルギーの高い食事から食べる 可能な限り好きな食物を取り入れる 食事回数を増やす 呼吸器疾患と栄養の意義を理解させる 食べられる量を一皿に盛り分ける 栄養補助食品の利用
すぐに満腹	エネルギーの高い食事から食べる 食事中の水分摂取を控える 炭酸飲料は避ける 冷たい食事の方が満腹感が少ない
息切れ	食事の前に十分な休息を取りゆっくりと食べる 気管支拡張薬の使用，食前の排痰 咀嚼中の口すぼめ呼吸，食事中の姿勢，軽い食器の利用 食事中の酸素吸入量の検討
疲労感	食事前の十分な休息 食事の準備に手間をかけない 食事中の動作の単純化 疲労の少ない時間帯にできるだけ食べる
満腹感	息切れを緩和して，空気の嚥下を避ける 少量ずつ回数を増やす 急いで食べない ガスを産生する食物，食材を避ける
便秘	適度な運動と繊維質の多い食事
歯周病	適切な歯科の治療，口腔ケア

(文献5より引用，一部改変)

栄養モニタリング

●**モニタリング時のチェックポイント**

食習慣
- □ 1回食事摂取量 ❶
- □ 食事時間 ❷
- □ 食事内容
- □ 摂食・嚥下 ❸
- □ 食事回数

生活習慣
- □ 運動
- □ 生活リズム
- □ 呼吸困難・腹部膨満

その他
- □ 禁煙
- □ 体重測定
- □ 服薬コンプライアンス
- □ 血糖
- □ 下痢・便秘

とくに注意・確認すること

❶**食事摂取量が少ない場合**：対処の方法としては分割頻回食にして1日栄養量を確保する，味覚低下の場合は味付けを好みに合うように調整する，一般的に冷たいものの方が食べやすいので，ゼリーやアイスなどにしてみるのもよいかもしれません．意欲低下，うつ

など精神的な問題で食べられない場合は経口栄養補助食品（テルミールミニ®・ジューシオ®・ペムパル®など）を試してみるなどの工夫をしてみます。どうしても進まない場合は，薬剤の使用など主治医に相談します。

❷ **食事時間の調整**：朝食は空腹感があり食べられるが，夕食になるとほとんど食べられないという場合は，消化しやすいものを選択して食べてもらうか，消化酵素やその他胃腸の蠕動を促進する服薬を主治医に相談します。逆に就寝前にしっかり食べる方が体のエネルギーやたんぱく質が蓄積されやすいといわれており，時間帯を工夫するのも大切なポイントかもしれません。

❸ **継続が難しい場合**：経口摂取では必要量を摂取できない場合はPEG（胃瘻）を勧める場合もあります。PEGを造設することによって食べなければという思いから解放され，QOLの改善が認められるケースもよくあります。また，家族の負担の軽減にもなります。

❹ **ストレスを感じる場合**：周囲の人に食べろと言われることが，ストレスになるケースも少なくありません。患者のペースに合わせていくことも必要な時期があります。

Q&A ～患者・家族の疑問に答える～

キーワード 十分な摂取エネルギー，間食，たんぱく質，経口栄養補助食品

家族に食事・栄養の話を聞いていただくのは大切なことで，家族の思いが患者には苦痛であったり，誤解した知識のまま食事を勧めていたり，患者のことを思ってしたことが残念なことになっていた……といったことも少なからずあります。ぜひ，家族ともども聞いていただきたいものです。

Q：**食事はしているのですが，どんどん痩せているようで心配です……。**
A：COPDは必要なエネルギーが増大する疾患であり，現状の摂取では不足しているということだと考えられます。リハビリをしっかりするためにも十分な摂取エネルギーが必要となります。そのため，今まで以上に十分な食事摂取が求められます。間食を含め，食事量を増やすよう心がけてください。

Q：**何を食べさせたらよいのでしょうか？**
A：呼吸筋力を低下させないためにも，たんぱく質を十分摂取することが大切です。卵・乳製品・肉類・魚類・豆腐類はしっかり食べる必要があります。カロリーが高く食べやすいからと甘い炭水化物を中心にするのは好ましくありません。

Q：**息苦しくて食べられないようです。どうやって食べさせればよいでしょうか？**
A：食事をするときは，いったん呼吸を止めないといけません。そのため，タイミングが合わないとむせたり，誤嚥して嘔吐をしたりすることもあります。そのため無理をさせず，食事前はなるべく休息を取り，リラックスした環境で食事

を摂ることが必要でしょう。また、一度になかなか量を摂ることも望めない場合は、間食なども1日の食事としてしっかり食べるようにしましょう。比較的高濃度タイプの経口栄養補助食品などが有効なことが多いようです。

Q：せめてアルコールで食事を楽しみたいのですが……。
A：アルコールは、たしかにエネルギーはありますし、気分転換にはよいかもしれませんが、栄養の中身がありません。たくさん飲んでお腹いっぱいにしてしまうと食事が摂れません。最小限の摂取にとどめましょう。

●これだけは忘れない！ 糖尿病との関連

COPD症例における栄養療法においては、筋量・筋力を維持するための高エネルギー高たんぱく質食が基本。一方、高エネルギー食は高血糖になりやすいため、血糖コントロールに配慮した食事を考慮する必要がある。しかし、炭水化物をまったく摂らないといった過度の糖質制限食は、長期的な効果や安全性については現時点では不明な点が多い。食後血糖上昇を抑える食物繊維の摂取や、運動による筋量維持などによって、血糖コントロールを続けることが大切である。

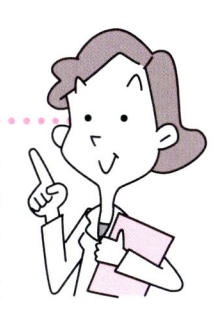

（有岡 靖隆）

●文献●
1) 石川朗, 田中弥生：呼吸器疾患に対する栄養療法. 管理栄養士のための呼吸ケアとリハビリテーション. 石川朗編, 東京, 中山書店, 2010
2) 粟井一哉：安定期. 臨床栄養 114(3): 259-262, 2009
3) 栄養管理. COPD（慢性閉塞性肺疾患）診断と治療のためのガイドライン第4版. 日本呼吸器学会COPDガイドライン第4版作成委員会, 2013
4) 岡本智子：慢性閉塞性肺疾患の栄養ケアマネジメント. 栄養ケアマネジメントファーストトレーニング3 呼吸器疾患, 摂食・嚥下障害, 褥瘡他（臨床栄養別冊NCMシリーズ）. 佐々木雅也ほか編, 東京, 医歯薬出版, 2012, pp1-15
5) 栄養・食事療法. 呼吸リハビリテーションマニュアル 患者教育の考え方と実践. 日本呼吸ケア・リハビリテーション学会呼吸リハビリテーション委員会ほか編, 東京, 照林社, 2007, p105

4 高血圧症

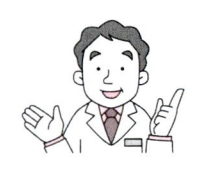

病態の特徴

1 病態生理

　血圧は，心拍出量と総末梢血管抵抗により決定されますが，これらはRAS（レニン・アンジオテンシン系）や交感神経系などの循環調節因子により制御されています。高血圧には，原因のはっきりしない本態性高血圧と原因のはっきりしている二次性高血圧があり，一般的に高血圧といわれるのは本態性高血圧のことで，日本人の高血圧の約90％を占めます。高血圧の家族歴のある人に多く，遺伝因子が約50％関与します。環境因子のなかで，とくに高血圧になりやすい危険因子は，食塩，アルコール，肥満，喫煙，ストレスです。食塩の摂りすぎでは，体液量増加による心拍出量の増加から血圧が上昇し，ストレスでは，交感神経系の活性化から心拍数増加による心拍出量の増加と血管収縮による末梢血管抵抗の増加が起こるため，血圧が上昇します。また，肥満では，インスリン抵抗性が血圧の上昇に関与します[1]。

　高血圧は自覚症状が少なく，深刻に受け止める人は少ないですが，高血圧が持続すると，動脈硬化が進展し，心臓，腎臓，脳などに臓器障害が起こります。また，ある日突然，脳卒中や心筋梗塞などを発症するリスクを2〜3倍高めます。高血圧がサイレントキラーと呼ばれる所以です。

2 診断基準

　日本高血圧学会の『高血圧治療ガイドライン2014』によると，高血圧基準値は診察室血圧値で140/90mmHg，家庭血圧値で135/85mmHg，24時間自由行動下血圧値で

● 表1　成人における血圧値の分類（mmHg）

	分類	収縮期血圧		拡張期血圧
正常域血圧	至適血圧	＜120	かつ	＜80
	正常血圧	120〜129	かつ/または	80〜84
	正常高値血圧	130〜139	かつ/または	85〜89
高血圧	Ⅰ度高血圧	140〜159	かつ/または	90〜99
	Ⅱ度高血圧	160〜179	かつ/または	100〜109
	Ⅲ度高血圧	≧180	かつ/または	≧110
	（孤立性）収縮期高血圧	≧140	かつ	＜90

収縮期血圧と拡張期血圧が異なる分類に属する場合は，高いほうの分類に組み入れる。
（文献2より引用）

130/80 mmHgであり，これ以上の場合に高血圧と診断します．また，血圧値は至適血圧，正常血圧，正常高値血圧，Ⅰ度高血圧，Ⅱ度高血圧，Ⅲ度高血圧，（孤立性）収縮期高血圧に分類されます（表1）．二次性高血圧では，腎血管性と腎実質性を含む腎性高血圧や副腎性高血圧の頻度が高く，これらの場合，血清K値の異常が多く見られます．

3 疾患と糖尿病との関係

糖尿病患者では，血管内皮細胞の機能低下，インスリン抵抗性，腎臓や血管でのRASの亢進などから，高血圧が起こりやすくなっています．これらに糖尿病性腎症によるナトリウム（Na）排泄障害が加わると，ますます血圧は上昇します．したがって，血糖管理とともに，減塩や肥満・内臓脂肪蓄積によるインスリン抵抗性の改善が重要になります．

『高血圧治療ガイドライン2014』によると，糖尿病合併高血圧の降圧目標は130/80mmHg未満で，この降圧目標の達成により，大血管障害（閉塞性動脈硬化症）や細小血管障害（糖尿病性腎症，網膜症，神経障害）のリスクが減少するとされています．また，降圧薬の選択に際しては，糖・脂質代謝への影響と合併症予防効果の両面から，RASを抑制するACE阻害薬やアンジオテンシンⅡ受容体拮抗薬（ARB）が第一選択薬として推奨されています．2010年のACCORD研究で，冠動脈疾患を合併した糖尿病患者では，過度の降圧により心血管死亡がかえって増加したことから，現時点では，130mmHg＜SBP≦135mmHgの降圧目標がよいと考えられています[3]．

4 高齢者の特徴

高齢者では，加齢による血管硬化度の増加にともない，収縮期血圧（SBP）が上昇し，逆に拡張期血圧（DBP）が低下するため，収縮期高血圧を呈し，脈圧（SBP-DBP）が増加します．また，血圧の変動が大きく，起立性低血圧や食後性低血圧を認めます．とくに，糖尿病合併症で自律神経障害をともなう場合は，血圧変動がより著明になり，血圧の急激な低下による失神や転倒から，骨折や要介護状態へ移行するリスクが高くなります．したがって，臥位から急に起立しないなど，日常生活の指導が重要です．また，高齢者ではホメオスターシスが低下しているため，急激な血圧低下は脳梗塞や腎機能障害を誘発する可能性があるので，高齢者では緩徐な降圧治療が必要です．『高血圧治療ガイドライン2014』では，75歳以上の後期高齢者の降圧目標は150/90mmHg未満になっています．

ところで，高齢者は脱水になりやすいですが，減塩時は口渇感が生じにくく飲水量が低下しやすいため，脱水のリスクが高くなります．したがって，高齢者に対する減塩指導時には，口渇感がなくても，こまめに水分を摂取するように指導することが必要です．

（福尾 惠介）

● 文献 ●
1) Bender SB et al: Mineralocorticoid receptor-mediated vascular insulin resistance, an early contributor to diabetes-related vascular disease? Diabetes 62(2): 313-319, 2013
2) 日本高血圧学会高血圧治療ガイドライン作成委員会：高血圧治療ガイドライン 2014．日本高血圧学会 高血圧治療ガイドライン作成委員会編，東京，ライフサイエンス出版，2014
3) Bangalore S et al: Blood pressure targets with type 2 diabetes mellitus/impaired fasting glucose: Observations from traditional and Bayesian random-effects meta-analyses of randomized trials. Circulation 123(24): 2799-2810, 2011

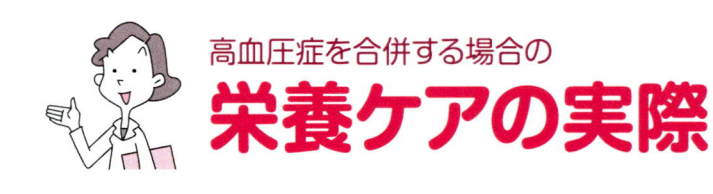

高血圧症を合併する場合の 栄養ケアの実際

◆ 糖尿病・加齢にともなう特徴と注意点

　糖尿病と高血圧の合併は，高血圧の病態およびその予後を相加・相乗的に悪化させます。とくに糖尿病腎症・網膜症などの細小血管障害は，糖尿病に高血圧が合併することで急速に進展することが知られています[1]。糖尿病・高血圧ともに高齢者で発症率が高く，今後，高齢者人口の増加と合わせ，さらに食生活の不具合や運動量の低下を背景に，必然的に糖尿病合併高血圧患者の増加が推測されます。高齢糖尿病患者の高血圧症の合併は，生命予後，機能予後を低下させます。また，動脈硬化を基盤とした心血管疾患の予防には，高齢者であっても糖尿病，高血圧の十分な栄養管理が重要であることが示されています[2]。あわせて運動の継続は，大血管障害，認知症の発症予防[3]にもつながります。

栄養アセスメント

● 患者の医療面接時のチェックポイント

食習慣
- □ 食事量摂取過剰(不足) ❶
- □ ウエスト周囲長が大きい ❶
- □ 飲水量が多い(少ない)
- □ 飲酒量が多い ❷
- □ 濃い味付けが好き ❸
- □ 漬物が好き ❸
- □ 干物が好き ❸
- □ 野菜や海藻類が少ない ❹
- □ 脂っこい食事が好き ❺
- □ 魚より肉のほうが好き ❺
- □ 夜食の習慣がある ❶
- □ 間食の習慣がある ❶

生活習慣・その他
- □ 運動習慣がない ❻
- □ 家族で血圧の高い人がいる
- □ ストレスを感じることが多い
- □ 太り気味だ ❶

とくに注意・確認すること

❶ **指示量に見合っているか**：高齢者では，糖質（菓子，果物）の過剰摂取が多い傾向にある。さらに肥満傾向の者は，菓子類やソフトドリンク類の摂取が多い傾向が認められている[4]。

❷ **飲酒量とともに酒肴にも注意**：エタノール換算で男性 20～30mL/日以下，女性 10～20mL/日以下の節酒とする。大量の飲酒は高血圧に加えて脳卒中・アルコール性心筋症を誘発する。また，酒肴には食塩量の多いものがあることにも注意。

❸ **減塩食は 6g/日未満**：日常食・常備食のチェック。メタ解析の成績では減塩 1g/日ごとに SBP が約 1mmHg 減少すること，心血管病のリスクを低下させることが示されている。

❹**摂取重量および野菜料理数を確認**：野菜に多く含まれる食物繊維には，降圧作用は認められていないが，K，Ca，Mg は有意な降圧効果があるため，積極的に野菜料理を取り入れる。なお，果物も K の摂取において有効であるが，ショ糖・果糖が多いため 1 単位以上は勧められない。

❺**脂質代謝異常の予防**：コレステロール，飽和脂肪酸を摂取制限する。脂質エネルギー比は 25％内にする。糖尿病腎症を合併した例では，たんぱく質制限が有効である（p.87 参照）。

❻**運動習慣**：中等度の有酸素運動を，適当な時間および頻度で実施する。

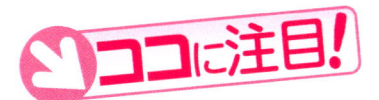

ココに注目！

項目名	基準値
BMI（kg/m²）	<27
ウエスト周囲長（cm）	内臓脂肪型肥満指標：男性 85 以上，女性 90 以上
血圧（mmHg）	p.40 参照
血清 TG（mg/dL）	<150
血清 HDL-C（mg/dL）	≧40
血清 LDL-C（mg/dL）	<120（冠動脈疾患既往のある場合<100）
血清 BUN（mg/dL）	8～20
血清 Cr（mg/dL）	男性 0.8～1.3，女性 0.5～1.0
尿中アルブミン（mg/g・Cr）	30～299（3 回測定中 2 回以上）
GFR（Ccr）	≧90（CKD リスクファクター有の状態で）

とくに注意・確認すること

❶**肥満・メタボリックシンドローム**：減量により代謝指標の異常が改善される。減量は，メタボリックシンドロームなどで認められる炎症反応亢進や血管内皮機能異常の改善もできる。そのため，肥満のある糖尿病患者は減量を進めるが，筋量の少ない高齢者については過度の減量は避け，栄養状態の悪化を招かないようにする。

・肥満解消による降圧効果は確立している。
・内臓脂肪が多い人ほど血圧が高い[5]ため，非肥満であっても注意する。

❷**脂質異常症の合併**：冠動脈疾患の発症にもっとも寄与する因子は LDL-C である。

❸**糖尿病腎症**：高齢者では，筋量減少などのため血清 Cr が見かけ上は低値になることがあるため，血清 Cr の GFR の指標としての信頼性は低くなることに留意する。

栄養プランニング

●プランニング時のチェックポイント

食習慣
- ☐ 摂取エネルギーの適正化❶
- ☐ 飲水量の適正化❷
- ☐ 減塩食の確認(方法)❸
- ☐ 野菜・海藻類の摂取量と調理方法
- ☐ 節酒

生活習慣・その他
- ☐ 規則正しい生活❶
- ☐ 定期的な運動❹
- ☐ 歩く習慣をつける(脚力の維持)
- ☐ 情動ストレスの管理
- ☐ ストレスの解消法
- ☐ 冬の防寒対策(寒暖の差への対策)
- ☐ 血圧測定

とくに注意・確認すること

❶ **バランスのよい食事**：質，量ともにバランスのとれた食構成を示す。減量が必要ならば，食事と運動両面から具体的なエネルギー量を示す。1kg/1カ月の緩徐な減量で。

❷ **十分な飲水量の確保**：中枢神経の鈍化に加えて，減塩食の継続でさらに口渇感が生じにくいため，定期的にお茶などを飲むようにする。

❸ **減塩調理の具体的なプラン**：個人差の大きいところである。少しずつ食塩摂取量を減らし，長期的な方法を示す。

❹ **継続可能な運動のプラン**：J-EDITにおいて，高齢糖尿病患者の肥満，メタボリックシンドロームは，身体活動量の低値がより大きな役割を果たしていることを示唆している。

栄養モニタリング

●モニタリング時のチェックポイント

食習慣
- ☐ 摂取エネルギー量の確認❶
- ☐ 飲水量の確認❷
- ☐ 減塩食の確認❸
- ☐ 野菜・海藻類の摂取量の確認
- ☐ 節酒の確認

生活習慣・その他
- ☐ 規則正しい生活の状況(食事と運動)❶
- ☐ 体重測定❶
- ☐ 血糖測定❶
- ☐ 血圧測定

とくに注意・確認すること

改善が見られた検査項目，改善が見られなかった検査項目それぞれについて推察し，原因・理由を確認．

❶**肥満改善・血糖コントロール**：肥満改善が見られず血糖コントロールもできていない場合は，食事量と食行動および身体活動量のバランスを確認．

❷**飲水量**：脱水の兆候は見られないか，血清Na値を確認．

❸**減塩食**：食塩を多く含む食品の摂取頻度や量．

Q&A ～患者・家族の疑問に答える～

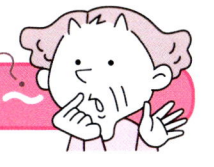

キーワード　高齢者と食事，減塩の調理テクニック，市販の惣菜

高齢者の食事療法

Q：指示された食事量がなかなか守られません。どうすればいいでしょうか。

A：高齢者は，食べることが生きがいになっていることも多く，一律に食事摂取制限を強いることがないようにしましょう。エネルギー制限を中心に考えず，栄養バランスの良い食事か，食材の組み合わせは良いか，食事時間や食べ方は適正かなどのアドバイスも適宜行いましょう。

減塩食調理のテクニック・コツ

Q：具体的な減塩の調理方法を教えてください。

A：高齢者は，食事量が減少（不足）している場合もあり，1日の食塩量としては，過剰になっていない方も多くいます。必要以上に減塩食をすることはありませんので，まず，実質摂取量を調べましょう。以下に食塩量を減らすための調理法別のポイントを挙げます。

煮物：新鮮で質のよい材料を選び，砂糖を控えめに，和風の煮物では，コンブ・カツオ節でだしを濃く出したもので煮れば，おいしく食べられます。洋風の煮物も肉のうまみ，ワインなどの香りを利用するとよいでしょう。

焼き物：下味・化粧塩はやめ，焼き上がりに塩，しょうゆを振ったり，その素材にあった香味（レモンや香味野菜）を加えるとおいしさがプラスされます。焼き目や焼き香も食欲を増します。

炒め物：味付けが自由自在にできる減塩しやすい調理法です。野菜に味（こく）が出る素材（肉，魚，貝など）を加えたり，香味野菜（ニンニク，ニラ，ネギ，セロリなど），香辛料（トウガラシ，コショウ，サンショ，カレー粉など）が，うす味をカバーします。

和え物・サラダ：これらの料理は野菜が多くなりますので，下処理を十分行い，野菜の水気をよくきり，和え衣やソースが水っぽくならないようにします。ドレッシングは手作りして減塩し，香辛料を効かせましょう。市販の和え

衣やソースを使用する場合は，種実類・多様な酢・ヨーグルト・晒した野菜・だし汁を混ぜ合わせて増量すると，結果的に減塩になります。

惣菜利用

Q：市販の惣菜を利用することが多くなりました。どんなことに注意するといいでしょうか。

A：①栄養成分表示のあるものを選ぶ（エネルギー量，たんぱく質，食塩量），②食べる前に計量する習慣をつけると次回購入時に役立つ，③一食すべてを市販の惣菜にせず，自家調理品も組み合わせる，④味付けの濃厚な料理は避ける，⑤油脂を多く使った料理は避ける，などに注意してください。

これだけは忘れない！　糖尿病との関連

糖尿病患者の血圧管理において，忘れてはならないことに腎への影響がある。近年，レニン・アンジオテンシン系薬剤が登場し，糖尿病腎症の治療成績は改善したが，糖尿病性腎症患者は血液透析導入患者のトップを占めている。CKDステージ2期・あるいは3期Aに徹底した栄養管理が望まれる。また，高齢糖尿病患者は，個々人の多様な病態に配慮し，栄養管理についても個別の対応が必要である。

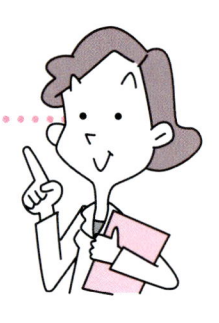

（爲房　恭子）

●文献●

1) Tanaka Y et al: Role of glycemic control and blood pressure in the development and progression of nephropathy in elderly Japanese NIDDM patients. Diabetes Care 21(1): 116-120, 1998
2) Miller CK et al: Nutrition education improves metabolic outcomes among older adults with diabetes mellitus: results from a randomized controlled trail. Prev Med 34(2): 252-259, 2002
3) Weuve J et al: Physical activity, including walking, and cognitive function in older women. JAMA 292(12): 1454-1461, 2004
4) J-EDIT (Japanese Elderly Diabetes Intervention Trial). 主任研究者：井藤英喜
5) Oka R et al: Reassessment of the cutoff values waist circumference and visceral fat area for identifying Japanese subjects at risk for metabolic syndrome. Diabetes Res Clin Pract 79(3): 474-481, 2008

5 うっ血性心不全

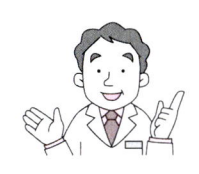

病態の特徴

1 病態生理

　心不全とは心構造や心機能の異常により，代謝組織が必要とするに見合うだけの血液を心臓が駆出および充満できなくなった状態を指します。うっ血，呼吸困難，易疲労感などがさまざまに組み合わさった臨床症状を呈します。臨床症状の重症度は一般的にはNew York Heart Association(NYHA)によって提唱された基準により表されます（**表1**）。心不全は，収縮不全と拡張不全，高拍出性と低拍出性，急性と慢性，右心不全と左心不全などに分類されます。心不全は病名ではなく心臓がポンプ機能としての役割を果たしていないために生じる状態であり，このことが心不全の理解を難しくしていると思われます。状態である心不全には原因があり，虚血性心疾患，心筋症，弁膜症，高血圧などが頻度としては高く，「～が原因の心不全」という言い方がわかりやすく正しいかもしれません。

2 診断基準

　心不全の臨床症状と心不全の原因となる心疾患の特徴的所見があれば，うっ血性心不全と診断できます。心不全診断に有用なFramingham基準を**表2**に示します（診断には大基準1つおよび小基準2つが必要）。

3 疾患と糖尿病との関係

　糖尿病は心不全発症の危険因子です。Framingham Heart Studyによると，糖尿病例における心不全発症率は，非糖尿病例に比べ男性で約2倍，女性では約5倍と高いことが報告されています。糖尿病における心不全発症機序は完全には明らかになっていませんが，心筋代謝障害，冠動脈疾患による心筋虚血，交感神経系やレニン・アンジオテンシン系の異常が考えられています。糖尿病における心不全発症予防の中心となるのは，虚血性心疾

● 表1　New York Heart Association（NYHA）の機能分類

クラスⅠ	クラスⅢ
身体活動に支障がない	身体活動に高度の支障がある
通常の労作で無症状	通常より軽い労作で症状をきたす
クラスⅡ	安静時は無症状
身体活動に軽度の支障がある	クラスⅣ
通常の労作で症状をきたす	身体を動かせば必ず不快感をきたす
	安静時にも症状がある

●表2 Framingham 基準

大基準	小基準
・発作性夜間呼吸困難	・四肢の浮腫
・頸静脈怒張	・夜間咳嗽
・ラ音	・労作時呼吸困難
・心拡大	・肝腫大
・Ⅲ音奔馬調律	・胸水
・肺うっ血,肺水腫	・頻脈＞120/分
・中心静脈圧＞16 cmH$_2$O	・体重減少(5日間で4.5 kg 以上)
・肝頸静脈逆流	*体重減少が心不全治療に反応して起これば,大基準として扱う。

患の発症予防です。血糖のコントロールだけでなく,脂質代謝異常の是正や高血圧の改善,禁煙などの包括的なコントロールの重要性が示唆されています。

4 高齢者の特徴

　加齢とともに心不全の罹患率は上昇し,65歳以上の高齢者では6～10%に心不全が認められます。高齢者心不全は,生命予後だけでなく,ADLやQOLを損なう大きな原因となります。高齢者の治療選択には個々の患者の年齢,社会的背景,また,精神・身体機能を考慮することが大切です。しかし,高齢者心不全のほとんどが完治困難であることを考えると,その治療戦略には,再発を抑えてADLの維持向上を図り,QOLを保つことが求められます。また,高齢者の心不全治療においては,医師による医学的な診断・治療だけではなく,看護師,薬剤師,栄養士,理学療法士,ソーシャルワーカーなどからなる多職種チームによる包括的なマネージメントが有用です。

（今井 龍一郎・川井 和哉）

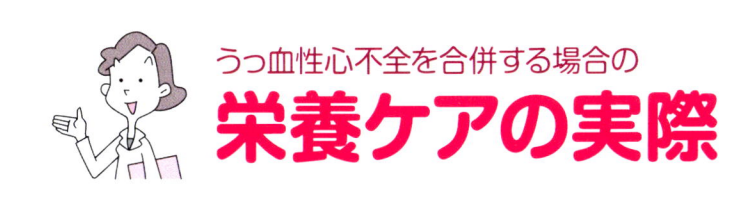

うっ血性心不全を合併する場合の
栄養ケアの実際

◆時間経過と心不全の関係

　うっ血性心不全の栄養サポートの目的は，「心不全の再発予防と低栄養の改善」です。心不全の病態は，図1のように症状が出現し増悪する時期と寛解期とを繰り返しながら経過していきます[1]。心不全の症状が出現せず，少しでも長く健常人と同じような生活を送りQOLを維持することが大切です。心不全が増悪し症状が出現すると，身体機能が急速に低下します。増悪と寛解を繰り返すことで，身体機能は徐々に低下して骨格筋が減少し，栄養状態の悪化につながります。

　患者自身の自己管理能力を向上させ，患者家族のサポートとともに食事療法を継続することで心不全の再発予防を目指し，さらに適正な栄養量を確保することで低栄養の改善をはかります。

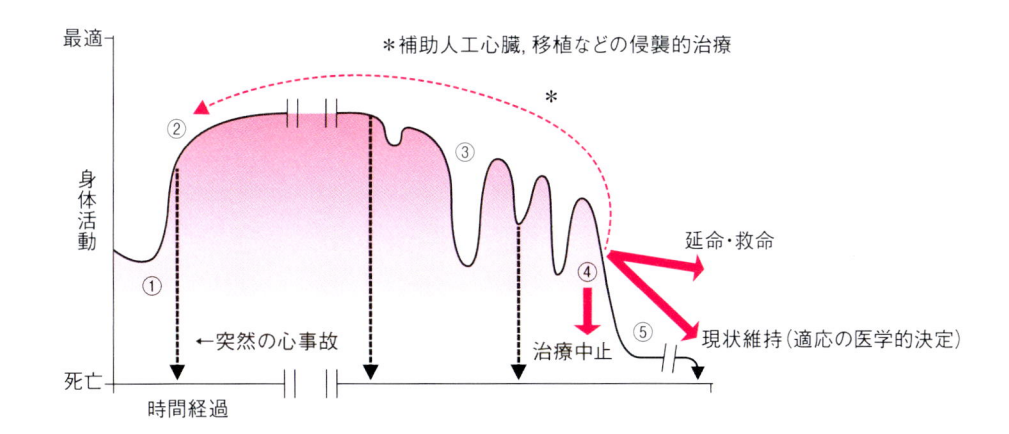

①心不全の初期症状が出現，心不全治療を開始する時期。
②初期薬物治療・機械的補助循環・心移植などにより小康状態が継続。
③身体機能が低下。緊急措置に反応・断続的増悪。
④ステージD心不全，難治性の症状をともない，身体機能が制限される時期。
⑤終末期。

● 図1　心不全における時間経過と治療の関係

（横山広行ほか：チームで挑む慢性心不全心療 多職種の力を活かす新たな試み．週刊医学界新聞．2967：1-3，2012より引用）

栄養アセスメント

　うっ血性心不全の栄養アセスメントには，心不全の病態把握が重要です．心不全は，心臓のポンプ機能が低下し，心臓から十分な血液の拍出量が確保できず，左心不全にともなう肺動脈のうっ血と，右心不全にともなう体静脈のうっ血，そして心拍出量減少による臓器灌流低下にともなう症状が認められます（**図2**）[2]．

左心不全による肺うっ血

肺うっ血
（易疲労感，息切れ，呼吸困難・起座呼吸）

右心不全による体静脈うっ血

肝うっ血
（肝機能障害）

腸管浮腫
（下痢・腹部膨満感）

末梢浮腫

心拍出量減少による臓器灌流低下

脳血流低下
（意識障害・めまい・頭痛）

腸管虚血
（虚血性腸炎・腸管壊死）

腎血流量低下
（腎前性腎不全，乏尿，夜間多尿）

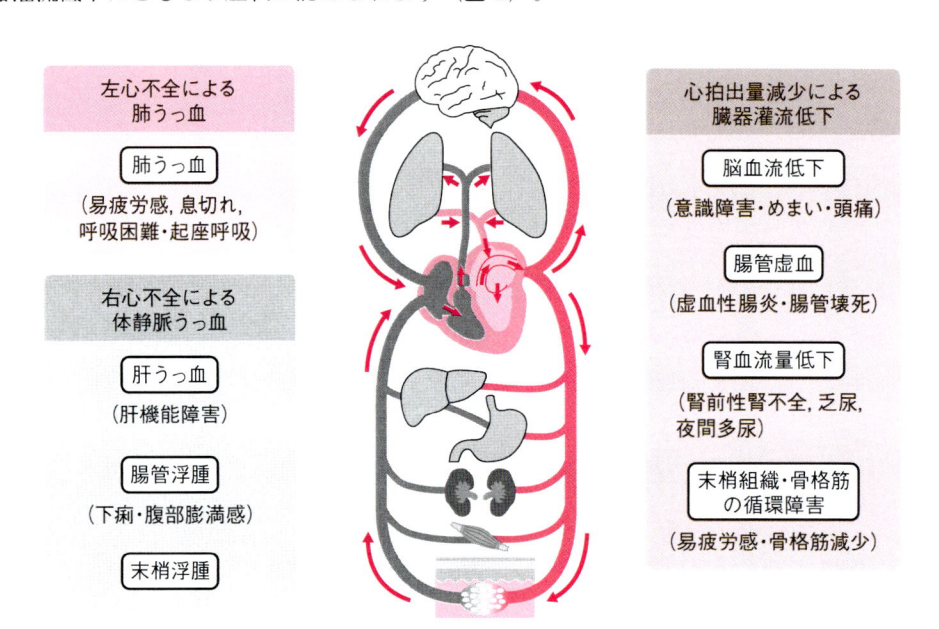

末梢組織・骨格筋の循環障害
（易疲労感・骨格筋減少）

● 図2　心不全の病態と自覚症状

（文献2より引用）

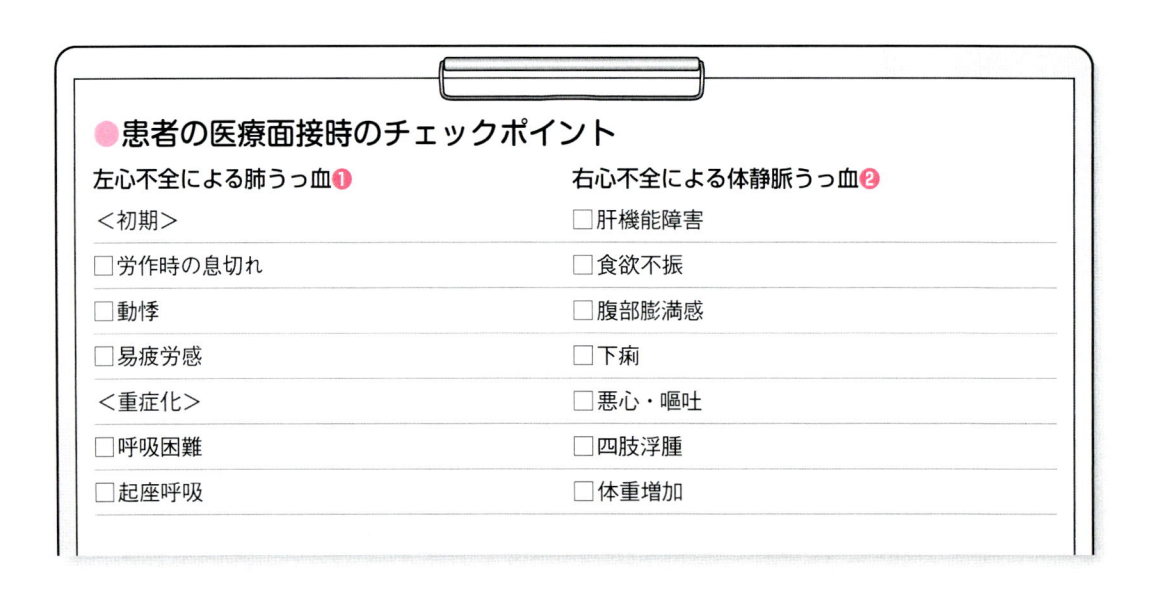

● 患者の医療面接時のチェックポイント

左心不全による肺うっ血 ❶

＜初期＞
□ 労作時の息切れ
□ 動悸
□ 易疲労感

＜重症化＞
□ 呼吸困難
□ 起座呼吸

右心不全による体静脈うっ血 ❷

□ 肝機能障害
□ 食欲不振
□ 腹部膨満感
□ 下痢
□ 悪心・嘔吐
□ 四肢浮腫
□ 体重増加

心拍出量減少による臓器低灌流

各臓器に十分な血流が確保されず，必要な酸素と栄養が行き届かず臓器障害を認める。

末梢組織	腎臓	脳
□易疲労感	□腎血流量低下にともなう乏尿	□記銘力低下
□脱力感	□夜間多尿	□集中力低下
□チアノーゼ		□意識障害
□四肢冷感		

低栄養改善のための評価❸

□食事摂取量の変化	□体重変動	□身体計測値(AC, TSF, %AMC)
□ADLの変化	□握力	□SGA，MNA

とくに注意・確認すること

❶ **心不全による症状**：易疲労感や腹部症状，食欲不振があります。高齢者の場合，食欲不振が続くと食事摂取量が減少し栄養状態が容易に低下します。そのため，栄養状態の低下のリスクがある患者を早期に発見し，適切に対応することが重要です。

❷ **体静脈うっ血による症状**：腸管への血流量が低下し，種々の消化器症状が生じます。

❸ **低栄養改善のための評価**：食事摂取量やADLの変化については，患者自身や家族への聞き取りを行います。体重変動は，増加する場合は体液貯留を疑い，四肢の浮腫の有無もあわせて評価することが大切です。低下する場合は骨格筋の低下が予想できます。また，高齢者の場合，生理的な筋力の低下を認めるため握力の測定も有効です。さらに，身体計測により筋量の評価も行います。SGAやMNAなどのアセスメントツールを利用し，その推移を評価します。

栄養プランニング

●プランニング時のチェックポイント

体液コントロール❶
- ☐ 水分の多量摂取を控える
- ☐ 毎日, 体重を測定する
- ☐ 四肢の浮腫を評価する
- ☐ 1日あたりの尿の回数や量に注意する

減塩❷
- ☐ 麺類の汁は残す
- ☐ 調味料を計る
- ☐ 加工食品・惣菜を控える
- ☐ 外食を控える
- ☐ 汁物の摂取は1日1回まで
- ☐ 香辛料や柑橘類を利用する
- ☐ 漬物・梅干しの摂取を控える

低栄養の予防❸
- ☐ 食事摂取量が低下した場合は,栄養補助食品を考慮する
- ☐ 一度に多く摂取できない場合は,分割食にする
- ☐ 厳しすぎる塩分制限を控える
- ☐ 著明な食欲不振がある時は,好きなものを優先して摂取する

とくに注意・確認すること

❶**体液コントロール**：わが国の慢性心不全患者の心不全増悪による再入院の要因は, ナトリウム（Na）・水分制限の不徹底が33％と最も多いです[3]。塩（NaCl）を1g摂取すると, 血中Na濃度を維持するために200〜300mLの体液が増加するとされています[4]。体液の増加は心臓の負担になり, 心不全再発の原因となります。体液コントロールにおいては, 体重測定や浮腫の評価および食事からの塩分摂取量の制限が重要です。

❷**減塩**：減塩は心不全の食事療法の基本ですので, その必要性も含めて患者に説明する必要があります。

❸**低栄養の予防**：最も重要なのは, 必要な栄養量の確保です。心不全患者は, 易疲労感, 息切れ, 腹部膨満感, 悪心などの症状により食欲が低下し摂取量が減退することがあります。少量で高カロリーが確保できる栄養補助食品を利用したり, 一度の食事を少量にし頻回に摂取するといった工夫をすることも有効です。また, 厳しすぎる塩分制限は食欲を低下させる要因になり得るため, 食欲不振が強い時は, 塩分制限を緩くすることや好きなものを摂取するなど, 食事摂取量の確保を優先することも有効です。

栄養モニタリング

●モニタリング時のチェックポイント

- □ 毎日の体重測定❶
- □ 下肢浮腫
- □ 食事摂取量の低下
- □ 労作時の息切れ
- □ 悪心❷
- □ 体重減少
- □ 疲労感の増強
- □ 腹部膨満感❷

とくに注意・確認すること

❶**体重変動**：モニタリングの一番のポイントは体重変動です。毎日の体重測定や塩分制限の遵守率は、約50％と報告されています[3]。短期間での体重増加は体液貯留の指標として有用です。1日で体重が2kg以上増加する場合は、心不全の増悪を疑います。長期的に体重減少を認める場合には、骨格筋量の低下を示し低栄養の進行を疑います。

❷**悪心・腹部膨満感**：食欲不振の要因となり、食事摂取量の減少、栄養状態の低下につながります。

Q&A ～患者・家族の疑問に答える～

キーワード 塩分，アルコール，栄養補助食品

Q：塩分はできるだけ制限するべきですか？

A：重症な心不全の場合は、食塩量1日3g以下の厳格な塩分制限が必要とされています。ですが、軽症な心不全の場合は厳格な制限は不要とされ、1日およそ7g以下程度の減塩食が推奨されています。高齢者の場合、過度な塩分制限は食欲を低下させ、低栄養の原因となるため適度な調整が必要です。

Q：お酒は飲んでもいいですか？

A：アルコール性心筋症が疑われる場合は、禁酒が不可欠です。主治医に相談して飲酒の可否を確認しましょう。飲酒の許可があれば、大量飲酒を避け適切な飲酒習慣に努めましょう。適度な飲酒は、ストレス解消や食欲増進などの効果も期待できます。

Q：栄養補助食品にはどんな種類がありますか？

A：食事摂取量が低下している時は、栄養補助食品を利用することが有効です。1mLあたりおよそ1〜2kcalのジュースタイプの物やゼリータイプの物があります。主治医や栄養士に購入方法を相談しましょう。また、医師により経口用の経腸栄養剤が処方されることもあります。

●これだけは忘れない！ 糖尿病との関連

糖尿病を有する症例では，厳格なエネルギーコントロールにより食事摂取不良の要因になることを避けなければならない。高齢者では，低栄養予防のために必要な栄養量を確保することが重要であり，ときに嗜好に応じた食事調整も必要になる。

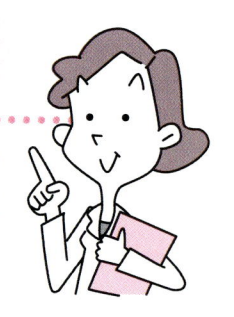

（宮島 功・宮澤 靖）

●文献
1) 横山広行ほか：チームで挑む慢性心不全心療 多職種の力を活かす新たな試み．週刊医学界新聞 2967: 1-3, 2012
2) 宮島功，宮澤靖：チーム医療で心不全の再入院を回避する！！ 管理栄養士の役割．Heart 3(9): 76-81, 2013
3) 日本循環器学会ほか：循環器病の診断と治療に関するガイドライン（210年度合同研究班報告）．慢性心不全治療ガイドライン（2010年改訂版）http://www.j-circ.or.jp/guideline/pdf/JCS2010_matsuzaki_h.pdf
4) 日本循環器学会ほか：循環器病の診断と治療に関するガイドライン（210年度合同研究班報告）．急性心不全治療ガイドライン（2011年改訂版）http://www.j-circ.or.jp/guideline/pdf/JCS2011_izumi_h.pdf

6 虚血性心疾患

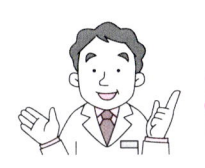

病態の特徴

1 病態生理

　急速な高齢化にともない，糖尿病の心血管系合併症として虚血性心疾患や脳梗塞に代表される大血管障害に対する対応が重要になっています．わが国の糖尿病患者に対して行われたJDCS研究報告（Japan Diabetes Complications Study）では，冠動脈疾患発症は9.6人/1,000人・年と生活の欧米化と高齢化により，脳梗塞に比べて頻度が増加しています[1]．高齢糖尿病患者における冠動脈所見は，多枝病変を呈し遠位部狭窄を認めることが多く，冠動脈全体に枯れ枝状を呈することが少なくありません．病理的所見は，粥状硬化が高度であり石灰化病変や中膜の変性が多く認められます．さらに，動脈壁弾力性の低下から冠予備能が障害され，心筋組織自体の微小血管障害や組織代謝異常状態から冠動脈プラークの破綻が生じ発症する急性冠症候群が関与するなど，高齢糖尿病患者における虚血性心疾患は複雑な病態を呈します．

2 診断基準

　虚血性心疾患の診断は，胸痛などの自覚症状の有無を少しでも早く知ることが予後を左右します．しかし，高齢糖尿病患者の場合，胸痛など自覚症状の欠如や非典型的な症状を示す症例が少なくありません．さらに認知症の合併や独居なども多く，周囲の家族がわからないままに病態が進行していく可能性があります．したがって，喫煙，高血圧，脂質異常などの動脈硬化危険因子を複数有する症例については，日頃から詳細な観察や家族などへの問診と積極的な検査を行うことが必要です．診断においては，胸痛をともなう心電図異常が重要です．しかし，平常時から心電図異常を示す場合や運動が制限されている例も多く，虚血性変化が隠されていることがあり注意を要します．疑わしい症例には，24時間心電図，心筋シンチグラフィー，心臓CTなどの非侵襲的検査を積極的に行い，合併症に注意しながら冠動脈造影を考慮する必要があります．

3 疾患と糖尿病との関係

　動脈硬化に関する分子メカニズムのうち，近年，加齢と糖尿病における動脈硬化促進因子として終末糖化産物（AGE：advanced glycation endproducts）が注目されています．図1に示すように，AGEは加齢，高血糖による蛋白糖化反応亢進などにより蓄積し，酸化ストレスを強め，血管内皮機能障害そして炎症反応，凝固系の異常から血栓形成などをきたし動脈硬化の発症・進展に強く影響を及ぼします．冠動脈においてもAGEが蓄積し血管の老化をきたすとともに，冠動脈プラークを不安定化することで虚血性心疾患の発症に関

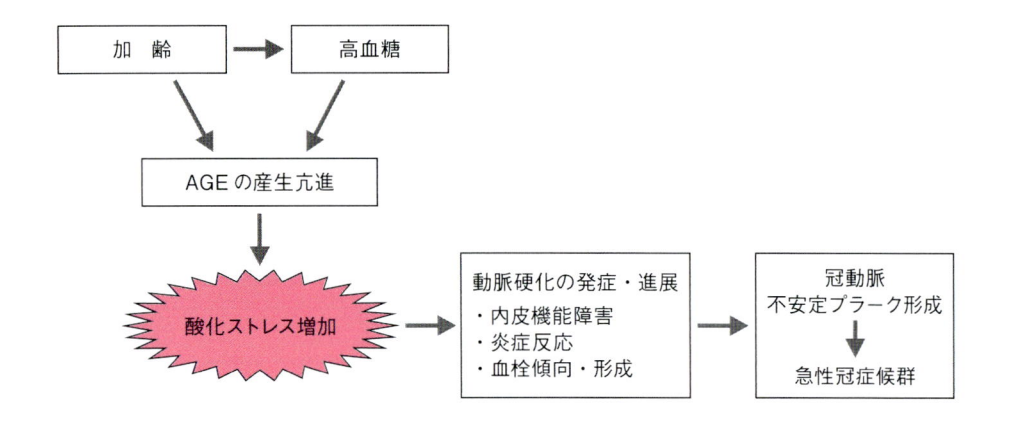

●図1 加齢ならびに高血糖にともなう動脈硬化発症・進展におけるAGEの関与

与しています[2,3]。

4 高齢者の特徴

　冠動脈形成術などの侵襲的治療において，糖尿病を合併した多枝病変の治療成績は十分ではなく，冠動脈形成術と冠動脈大動脈バイパス術（CABG）を比較した場合，CABGがすぐれているとする報告がなされています[4]。その一方で，CABG症例は脳血管障害の合併症が多く，高齢者の場合，治療方針の決定には冠動脈所見のみならず全身状態も含めた手術リスクの評価が重要であり，治療に難渋する例を多く経験します。したがって，高齢糖尿病患者では心血管系イベント発症や増悪を予防することが必要であり，運動療法，食事療法，禁煙などの生活習慣改善の指導が重要です。JDCS研究では，生活習慣改善による大血管合併症抑制が認められており，生活指導や栄養士による栄養指導は，大血管合併症のリスク因子である血清脂質について中性脂肪を有意に低下させ脳卒中の発症を有意に減少させたことが報告されました。虚血性心疾患を合併した高齢糖尿病患者の治療は，単に血糖値を下げるだけではなく，体全体をコントロールして健康寿命を延ばすための，きめ細かい集学的治療と家族を含めた生活指導が重要となります。

〈向井 幹夫〉

●文献●
1) Sone H et al: Leisure-time physical activity is a significant predictor of stroke and total mortality in Japanese patients with type 2 diabetes: analysis from the Japan Diabetes Complications Study (JDCS). Diabetologia 56(5): 1021-1030, 2013
2) Bucciarelli LG et al: RAGE blockade stabilizes established atherosclerosis in diabetic apolipoprotein E-null mice. Circulation 106(22): 2827-2835, 2002
3) Park L et al: Suppression of accelerated diabetic atherosclerosis by the soluble receptor for advanced glycation endproducts. Nat Med 4(9): 1025-1031, 1998
4) Serruys PW et al, SYNTAX Investigators: Percutaneous coronary intervention versus coronary artery bypass grafting for severe coronary artery disease. N Engl J Med 360(10): 961-972, 2009

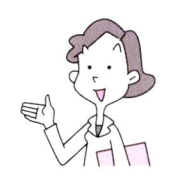

虚血性心疾患を合併する場合の 栄養ケアの実際

◆糖尿病・加齢にともなう特徴と注意点

　食事指導では，糖尿病の食事指導に加えて，塩分・脂肪酸・コレステロールの摂取量にも注意が必要です。通常のカロリーコントロールに加えて，味付けなどに直結する塩分コントロール（あえて塩分制限と記載しない）が加わることで，食事療法が複雑になります。また，高齢者が長年慣れ親しんだ食生活も含めたライフスタイルを変更していくことは，若年者よりも困難になる場合があります。望ましい食生活を目指すことは治療上重要ですが，患者一人ひとりの価値観・人生観を十分尊重し，必要事項を押しつける指導にならないよう注意が必要です。短期間の改善ではなく，安定して継続可能な食事療法を目指すことが最終目標となります。

栄養アセスメント

●患者の医療面接時のチェックポイント

食習慣		生活習慣
□主食量	□調味料の使い方	□ADL
□副食の品数	□飲酒	□日常の移動手段
□副食の1品量	□間食回数	
□果物摂取量	□間食内容	その他
□よく使用する魚の種類	□毎日の食事時間	□認知症の有無
□動物性の内臓類・卵類の摂取頻度	□外食	□調理担当者
	□惣菜購入の頻度・内容	□家族構成
□洋食・和食などの調理法の頻度（1週間程度で把握）		□生活の場（自宅・施設など）
		□既往歴
		□喫煙の有無

とくに注意・確認すること

食習慣：日常の摂取カロリーや塩分量，コレステロール量，脂質量を把握します。また，血糖コントロールに影響を与える食事のパターンも把握します。

生活習慣：虚血性心疾患の患者は運動制限がある場合もあります。日常の活動性と制限の範囲で運動が行われているかどうかを評価します。

その他：食事の摂り方や食事療法に影響を与える情報です。とくに高齢者ではさまざまな要因が食事療法に関係します。

ココに注目！

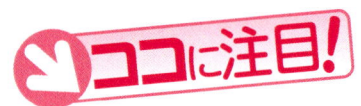

	基準値	推奨値**
BMI（kg/m²）	22	23 未満
血圧（mmHg）	130/80 未満	125/75 未満*
血糖値（空腹時）（mg/dL）	70〜110	110*
HbA1c（NGSP）（%）	6.5	6.5*
総コレステロール（mg/dL）	128〜220	180 以下*
LDL-C（mg/dL）	< 120	100 以下*
HDL-C（mg/dL）	40 以上	40 以上*
中性脂肪（mg/dL）	30〜150	150 以下*

＊糖尿病患者において
＊＊推奨値は『虚血性心疾患の一次予防ガイドライン』による

栄養プランニング

『虚血性心疾患の一次予防ガイドライン』[1] では，食事療法について**表1**のように推奨しています。これらの数値を目標にプランを立案し，短期目標と長期目標を設定します。

● プランニング時のチェックポイント

食習慣	生活習慣	その他
□ 摂取エネルギー	□ 運動習慣	□ 目標体重の設定
□ 塩分摂取量	□ 医師指示範囲内での適当な活動	□ 目標血糖値の設定
□ 脂肪酸摂取		□ 目標血圧の設定
□ コレステロール摂取		□ 喫煙習慣の是正
□ ビタミン・ミネラル摂取		
□ 食事時間		

● 表1 食事摂取目標

栄養素	目　標	備　考
炭水化物	総エネルギーの50％以上	果糖・砂糖の摂取が過剰にならないようにする
脂質	総エネルギーの20～25％	
脂肪酸（SMP）	3：4：3	
n-6/n-3	4/1	
食物繊維	20～25g/日	
食塩	6g以下	
葉酸	240μg*	
ビタミンB$_6$	男性1.4mg，女性1.1mg*	
ビタミンB$_{12}$	2.4μg*	
ビタミンC	100mg*	抗酸化物質として
ビタミンE	男性7.0mg，女性6.5mg**	抗酸化物質として
カロテノイド		抗酸化物質として
ポリフェノール（フラボノイド・イソフラボンなど）		抗酸化物質として
K	3,500mg/日	
セレン	0.8μg/日	30歳以上の男女

＊：推奨量　＊＊：目安量
(＊および＊＊は『日本人の食事摂取基準2010年度版 70歳以上』より，それ以外は『虚血性心疾患の一次予防ガイドライン』より)

栄養モニタリング

● モニタリング時のチェックポイント

食習慣
□食事量
□摂取カロリー
□間食量
□間食頻度
□味付け
□摂取塩分量

生活習慣
□活動性
□運動量
□規則正しい生活

その他
□血液生化学検査データ
□体重
□血圧

Q&A ～患者・家族の疑問に答える～

キーワード 減塩，薄味，外出時の注意，喫煙

Q：「減塩」と記載された商品はどのくらい使用したらよいのでしょうか？

A：「減塩」「塩分ひかえめ」と表記されていても，製品によって塩分含量や減量の程度には大きくばらつきがあります。通常の醤油と比較して50％塩分カットと書いてあっても，倍量使えば減塩の意味がありません。もともと10g塩分が含まれていた商品の50％減塩だと5gですので，減ったとはいえ使い過ぎると摂取量オーバーになる可能性があります。減塩製品であっても製品の成分表示から塩分含有量を確認し，1回の使用量を把握して，どの程度なら許容できるかについての確認が必要です。

Q：味を薄くすると「おいしくない」と言って食事を食べてくれなくなったのですが……。

A：薄味にとらわれていないでしょうか？すべての食事を薄味にしてしまうのではなく，しっかり味をつけないといけないものとそうでないものでメリハリを付けるようにしましょう。また，もともと食事量が少ない場合は，厳格な減塩を行わなくてもよい場合があるので，食事量そのものも確認してみましょう（p.61参照）。

Q：昼はデイサービスで食事を摂っていますが，注意すべきことはあるでしょうか？

A：利用施設で糖尿病食を用意してもらうなど，塩分制限などの対応が可能かどうか確認してみてください。施設によってはマンパワーの問題などで十分な対応が難しい場合があります。その場合は主食量を調整する，漬物を残す，汁物は具のみ食べるなど，可能な範囲で調整してもらいます。間食が出る場合は飲み物をお茶にしてもらう，ゼロカロリーの甘味料を持参するなどもよいでしょう。

Q：禁煙を始めたら口さみしくなって間食が増えてしまいました……。

A：間食が増えてしまうと，絶えず高血糖状態を招き，血糖コントロールに影響を与えます。どうしても何か口にしたくなったときは，ゼロカロリーの飴やガム，昆布，スルメなどカロリーが極力ないものを選びましょう。また，禁煙は個人の努力だけでは困難なこともあるので，禁煙方法について主治医と相談するとよいでしょう。

●これだけは忘れない！ 糖尿病との関連

エネルギーコントロールを基本に塩分・脂肪酸の質・コレステロールの摂取量も調整します。食事療法の難易度が高くなるため，継続性が得られるような支援を行いましょう。

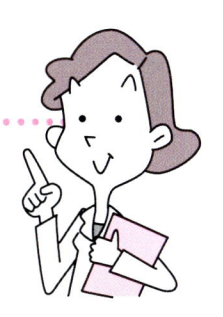

（松岡 美緒）

●本当に「制限」が必要か？

　食事指導の時に「制限」というネガティブなイメージを植え付けていないでしょうか？「摂りすぎているものを減らす＝制限」は理屈が通ります。でも，その患者に本当に「制限」が必要でしょうか？

　塩分コントロールで考えてみます。高齢者は成人に比べて体格が小さい場合や，もともと小食の方，活動性が低く摂取量が少なくてよい場合があります。たとえば，1日に摂る塩分を5gと規定した場合，食事摂取量が少ない人は食事の塩分濃度が高くなり，逆にたくさん食べる人は低くなることになります。つまり，少量しか食べないのであれば，無理に薄味にする必要がないということです。とくに高齢者では，薄味にするとふだんの味付けと変わることで食べなくなり，低栄養や低Na血症に陥る可能性があります。そうなってしまっては本末転倒です。

　指導にあたっては，あれこれと制限するのではなく，制限することが必要な場合とそうでない場合を見極めることが大切です。そのうえで何をすべきかを考え，提案することを忘れないようにしましょう。

●文献●
1) 日本循環器学会：虚血性心疾患の一次予防ガイドライン（2006年改訂版）．2006
2) 厚生労働省：日本人の食事摂取基準2010年度版

7 肥満症・メタボリックシンドローム

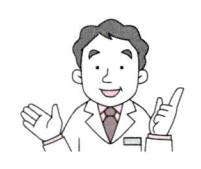

病態の特徴

1 病態生理

　肥満症・メタボリックシンドロームは，腹腔内の腸間膜に貯まった内臓脂肪の過剰蓄積による病態です．内臓脂肪はトリグリセライド（TG）を貯めやすくまた燃やしやすい組織であり，貯まった内臓脂肪から，空腹時にTGの分解産物である遊離脂肪酸とグリセロールが過剰に放出され，直接門脈から肝臓に流入し，脂質異常，高血糖，さらにインスリンの異化障害を起こし，インスリン抵抗性につながります．また，脂肪細胞より分泌されるアディポサイトカインが関与し，それらの産生調節異常（分泌過剰と分泌不全）が，病態と密接に関連します．とくに，脂肪組織特異的分泌蛋白であるアディポネクチンは，抗動脈硬化・抗糖尿病作用を有し，内臓脂肪が貯まってくると脂肪細胞におけるアディポネクチン分泌不全が起こり，その血中濃度が低下することが知られています．内臓脂肪蓄積にともなう低アディポネクチン血症は，インスリン抵抗性や糖代謝異常，高血圧さらには動脈硬化に直接強い影響を及ぼします．さらに，内臓脂肪組織における酸化ストレス過剰産生も，病態に関わることが明らかになってきました．増加した脂肪細胞組織には，活性化マクロファージが進入し，マクロファージ由来の種々の炎症性サイトカイン産生が，酸化ストレスを増大させることが知られており，結果的にアディポサイトカインの産生異常や種々の臓器の機能異常を引き起こし病態形成につながる可能性が考えられます．これらの病態生理を考えた場合，肥満症・メタボリックシンドロームにおいて，いかに内臓脂肪を減らすかが重要であることがおわかりいただけると思います．

2 診断基準

　わが国のメタボリックシンドロームの診断基準および肥満症診断基準との関係を**表1**，**図1**に示します．メタボリックシンドロームは，内臓脂肪の蓄積を基盤に，高血圧，脂質異常，高血糖の3因子のうち2因子以上が合併した，心血管病のハイリスク病態と定義されます．肥満症は，BMI 25以上の肥満であるとのしばりがありますが，肥満に起因ないし関連し，減量を要する内臓脂肪蓄積を主因とする健康障害（11項目のうち1つ以上）を有するか，健康障害をともないやすいハイリスク肥満である内臓脂肪型肥満と定義されており，肥満症はメタボリックシンドロームの基盤病態として，より包括的な概念と言えます．

3 疾患と糖尿病との関係

　現在のわが国で，糖尿病およびその予備群が急増していますが，その大きな原因として肥満症，メタボリックシンドロームの増加が挙げられます．日本人の肥満の特徴は軽度の

各論：他の疾患を合併する場合の病態の特徴と栄養ケア

●表1 わが国のメタボリックシンドローム診断基準

内臓脂肪蓄積（ウエスト周囲長）	
男性	≧ 85 cm
女性	≧ 90 cm
可能な限りCTスキャンなどで内臓脂肪量測定を行うことが望ましい。	
内臓脂肪量（男女とも）	≧ 100 cm²
上記に加え以下のうち2項目以上（男女とも）	
高TG血症	≧ 150 mg/dL
かつ/または	
低HDL-C血症	＜ 40 mg/dL
血圧高値	≧ 130/ ≧ 85 mmHg
空腹時高血糖	≧ 110 mg/dL

＊メタボリックシンドロームと診断された場合，糖負荷試験が薦められるが診断には必須ではない。
＊高TG血症，低HDL-C血症，高血圧，糖尿病に対する薬剤治療を受けている場合は，それぞれの項目に含める。

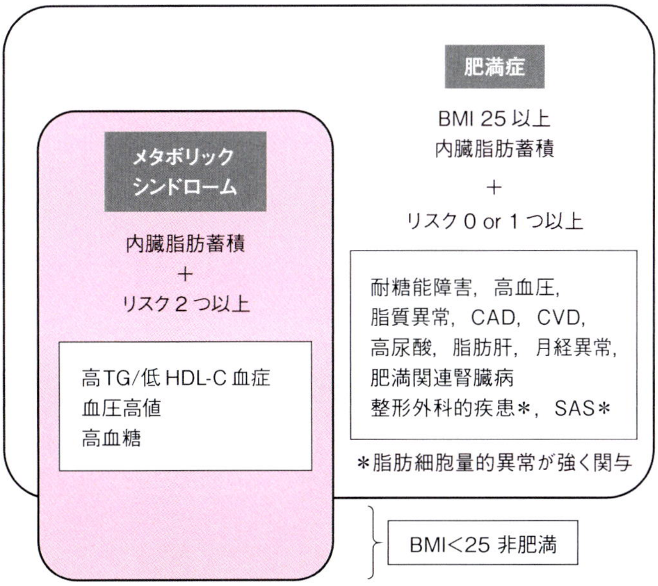

メタボリックシンドローム
内臓脂肪蓄積
＋
リスク2つ以上

高TG/低HDL-C血症
血圧高値
高血糖

肥満症
BMI 25以上
内臓脂肪蓄積
＋
リスク0 or 1つ以上

耐糖能障害，高血圧，
脂質異常，CAD，CVD，
高尿酸，脂肪肝，月経異常，
肥満関連腎臓病
整形外科的疾患＊，SAS＊

＊脂肪細胞量的異常が強く関与

｝BMI＜25 非肥満

●図1 メタボリックシンドロームと肥満症の関係

　肥満が多いことで，欧米の基準であるBMI 30以上は成人人口のわずか2～3%に過ぎません。その一方で，糖尿病罹患率は欧米とあまり変わらないといわれています。日本人は，白人と比較して耐糖能障害の程度が同程度でもBMIは有意に低値であり，経過中の体重増加も少ないことが明らかとなっています。また，アジア系米国人では，年齢・性およびBMIを調整すると米国白人に比較して1.6倍の糖尿病罹患率を示すことが明らかになっています。この原因として，欧米人に比較して，同じBMIであっても日本人を含めアジア人

は体脂肪率が高いこと，日系米人の検討から腹腔内内臓脂肪の蓄積が糖尿病発症に強く関与すること，アジア人では膵β細胞の予備能自体が低いことなどが考えられています．

4 高齢者の特徴

メタボリックシンドロームの病態基盤である内臓脂肪蓄積は，男性では年齢とともに増加，女性では閉経期以後急速に増加することが知られています．一方，筋量は高齢者で減少し，エネルギー消費の低下やインスリン抵抗性の悪化をきたし，さらなる脂肪量の増加や糖尿病の悪化の原因となります．さらに，高齢による運動量低下や動脈硬化リスクの促進などから，ますます代謝異常の増悪や心血管病合併リスクが増加すると考えられます．若年者であれば，過食と運動不足がメタボリックシンドロームの大きな要因になると思いますが，高齢者ではむしろバランスの良い食事と身体活動の維持が肝要で，必要があれば適切な薬物投与を行うことが重要と考えられます．

（中村 正）

●文献●
1) メタボリックシンドロームの定義と診断基準：メタボリックシンドローム診断基準検討委員会．日本内科学会雑誌 94(4): 794-809, 2005
2) 肥満症診断基準 2011. 肥満研究 17（臨時増刊号），2011

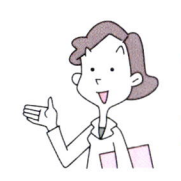

肥満症・メタボリックシンドロームを合併する場合の
栄養ケアの実際

◆肥満症とメタボリックシンドロームの特徴と注意点

　メタボリックシンドロームとは，内臓脂肪の蓄積を原因として「高血圧」「高血糖」「脂質異常症」のどれか2つ以上が重複している状態のことであり，動脈硬化を進行させて心筋梗塞や脳卒中などの病気を発症させる危険な病態です。加齢にともない，骨格筋の減少による基礎代謝量の低下をはじめ，食事量に変化がなければ体脂肪増加によりインスリン抵抗性を助長します。メタボリックシンドロームの人は，直接脂肪組織から分泌されるアディポサイトカイン中でも，善玉ホルモンである「アディポネクチン」の低下が内臓脂肪蓄積にともなって起こり，生活習慣病の発症に密接に関係しています。まずは，食事量や内容を変化させて筋力低下を起こしにくいインスリンの取り込みを促すような習慣作りを意識することが大切です。筋力が低下すると，日常の行動範囲を狭くしてしまい，身体活動の低下がメタボリックシンドロームの状態をより悪化させます。

　将来，寝たきり介護人口を増やさないためにも，内臓脂肪がたまる原因を知って，生活習慣を改善することがメタボリックシンドロームの解消と予防につながります。

栄養アセスメント

●患者の医療面接時のチェックポイント

食習慣

□若い頃と食事量は変わらない，または増えている	□甘いもの，菓子，ジュースなどの間食が多い ❷
□動物性食品(肉類，バター，チーズ，牛乳)を好む ❶	□食事は主食(白飯，麺，パン，粉もの)から食べる ❶
□味の濃い食事を好む ❶	□歯がない，または義歯が合わずに軟らかい食べ物中心の食事である ❶
□外食が多い ❶	
□お酒を毎日よく飲む ❶	□早食いである
□清涼飲料水，濃縮果汁ジュースをよく飲む ❶	□ながら食いが多い
□朝，昼，夕食の3食が不規則 ❷	□野菜や海藻類が少ない ❶
□ストレスがたまりやすく，食べることがストレス解消となっている ❷❸	□満腹感を感じるまで食べる ❶

生活習慣

□ 普段から運動していない　　　　　　　　　□ 毎日ほとんど歩かない
□ 休日は家で動かずにゴロゴロして過ごすこと　□ 移動はいつも車である
　が多い　　　　　　　　　　　　　　　　　□ 睡眠時間は5時間以下である❷
□ 階段よりエレベーターやエスカレーターを使う　□ 喫煙している

その他

□ 両親が太っている　　　　　　　　　　　　□ 姿勢が悪く前かがみ，または猫背である❸
□ 低体温である(36度未満)

とくに注意・確認すること

❶ **摂取量の過不足**：炭水化物，脂質（油を使用したもの），塩分の摂り過ぎがないかどうかを確認する。動物性食品については，摂取量や頻度から植物性食品とのバランスを確認する（脂質の質の確認）。野菜や海藻類は食物繊維の摂取不足がないかどうかを確認する。

❷ **毎日の食習慣**：朝，昼，夕食の配分と食事時間，夜食をしていないかどうかを確認する。日中の強烈な眠気があれば，睡眠時無呼吸症候群の可能性も考えられる。

❸ **性格の確認**：マイナス思考で落ち込みやすくはないか，精神的サポートの必要性の有無を確認する。

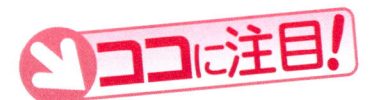

ココに注目！

項目名	診断と基準値
❶ BMI（kg/m²）	低体重：18.5 未満 肥満：25 以上
❷ ウエスト周囲長（cm）	内臓脂肪型肥満の指標 男性 85 以上，女性 90 以上
※上記に加え以下の◆のうち2項目以上（男女とも）	
◆血清 TG（mg/dL）	高 TG 血症：150 以上
◆血清 HDL-C（mg/dL）	低 HDL-C 血症：40 未満
◆血圧（mmHg）	降圧目標：診察室血圧 130/80 未満 　　　　　家庭血圧 125/75 未満
血清尿酸値（mg/dL）	高尿酸血症：7 以上
ALT	40 以下（男女とも）
AST	40 以下（男女とも）
γ-GTP	50 以下（男女とも）

（血清TG～血圧：❷　血清尿酸値～γ-GTP：❸）

とくに注意・確認すること

❶ **BMI（肥満度）算出式**：体重（kg）÷身長（m）^{2}。BMI が基準値内でも内臓脂肪の蓄積過剰による「かくれ肥満」が疑われる場合がある。
標準体重（kg）＝身長（m）^{2}×22 も体重の目安となる。
❷ ※印は高血糖を含む 2 項目以上該当するとメタボリックシンドローム診断確定。
❸ インスリン抵抗性により尿酸の排泄量が減る。脂肪や果糖の摂り過ぎは脂肪肝の要因ともなる。

栄養プランニング

●プランニング時のチェックポイント

食習慣	生活習慣	その他
□炭水化物を摂りすぎない❶	□運動をする❺	□肥満の改善
□動物性食品を控える❷	□こまめに体を動かす❺	□糖代謝の改善
□素材の味がわかるくらいの薄味にする	□歩く習慣をつける❺	□脂質代謝の改善
□外食の頻度を減らす	□睡眠時間5時間以上は確保する❻	□高血圧の改善
□飲酒から節酒へ	□体重管理	□ストレス解消❷
□摂取エネルギーの適正化	□禁煙	□姿勢をよくする
□食事の食べる順番を変える❶		□小目標設定
□よく噛んで食事に時間をかける❸		
□野菜類，海藻類を摂る❶		
□腹八分目に抑える		
□間食は控える❹		

とくに注意・確認すること

❶ **炭水化物の摂取量**：夕食時の摂取量が体重増加の一番の原因。野菜→主菜→主食の順に食べることで，食後高血糖の一番の要因となる主食の量を抑えることが可能。ただし，全体量の増加の有無も確認が必要。摂取エネルギー必要量＝標準体重×25〜30kcal/日が基本。
❷ **たんぱく質の適量摂取**：肥満解消には，筋量を増やすたんぱく質を適量摂取することが重要。腎臓への負担を考えて，1g/体重1kg あたり/日が必要だが，なかでも筋肉を成長させる必須アミノ酸の「ロイシン」が必要不可欠となる。
❸ **よく噛む**：脳内物質のヒスタミンが分泌されて，脂肪燃焼に役立つ。

❹**間食**：間食内容，頻度，量，時間の確認をして，1日の摂取エネルギー内におさまっているかどうかも確認する。また，どういう時に間食したくなるのか，そしてその欲求のコントロール方法を自身で見つけることも必要である。

❺**運動**：毎日実施することが基本で，50歳以上の場合，1分間あたり心拍数100回の「楽である」「ややきつい」程度の感覚の運動を，最低週3日，20分程度実施することが必要。

❻**睡眠時間**：長すぎても免疫，代謝とも低下しやすく，逆に食欲増進ホルモンが活発になりやすく危険である。

栄養モニタリング

●モニタリング時のチェックポイント

食習慣	生活習慣・その他	
□ 摂取エネルギー量の管理	□ 運動の習慣❶	□ 禁煙
□ 野菜，海藻類の摂取量を増やす	□ 生活活動量を増やす	□ 自己効力感をもたせる❷
□ 油ものの制限	□ 体重管理	□ 新たな小目標設定❷
□ アルコール・菓子類・清涼飲料水の制限	□ 血糖管理	
□ 噛む回数を増やし時間をかける	□ 脂質管理	
□ 薄味（素材の味がわかる）	□ 血圧管理	

とくに注意・確認すること

❶**運動**：毎日実施することが基本だが，最低，週3日1回20分程度の運動がうまく取り入れられているかどうかを確認するとともに，こまめに動いているかどうかもチェックする。

❷**精神面のサポート**：どんな小さなことでもかまわないので，それまでの成功体験を元に「できる」という自信をつけてもらい，やる気や次の目標につなげていくことも重要。

◆肥満が改善されない場合

　食事記録，または聞き取りによって，炭水化物，たんぱく質，脂質，ビタミン類，ミネラル類，食物繊維が過不足なく摂れているかどうかを確認します。

　よく噛んで時間をかけることは大切ですが，食べる順番（野菜→主菜→主食の順）が実行できていても，だらだら長時間にわたり量を摂取していないことも重要です（食事をする時間にメリハリをつけること）。

　食事が十分摂取できている場合は，健康食品の摂取で過剰栄養になっていないかどうか，または，運動不足になっていないかどうかを確認します。こまめに動くことで筋力，体力を使い脂肪の燃焼量が増えて，後々，基礎代謝を上げるきっかけにもなります。

精神面では，まずは本人の思いを傾聴し，共感を繰り返すことで信頼を得ることが重要です。また，独居の高齢者が年々増えていることもあり，仲間とコミュニケーションのとれる場所を見つけ感情を豊かに表現できるよう心がけていただくことも重要です。笑う回数が増えることで体温が上がり，脂肪燃焼にも繋がります。

Q&A ～患者・家族の疑問に答える～

キーワード　食事量，間食，運動，禁煙

極端な食事制限の危険性

Q：食事を食べなければやせられますか？

A：体重は減りますが，筋量も減ってしまいます。筋量が減ると基礎代謝も低下するため，全身倦怠感により何事にも意欲がなくなります。エネルギーを適度に摂って脂肪を燃やす土台が必要です。こまめに動いて筋量を落とさないことも重要です。

やめられない間食

Q：間食はしてはいけないのでしょうか？

A：食事も間食も制限することにより，1日の必要エネルギー内で摂取できる量の把握に努めることが重要です。摂る場合は，午後3時が一番脂肪が蓄積しにくい時間帯です。その時間に合わせてどの内容をどのくらい摂るとよいか？そしてどこで消費するか？をはじめに決めておくとよいでしょう。

運動は日常動作を意識すること

Q：運動は，膝痛や腰痛があってできないのですが……。

A：運動は，立ったり屋外でするものばかりではありません。膝や腰の負担を減らすための減量に，運動は不可欠です。チェアエクササイズや腹式呼吸，笑って声を出したり日常の動作を意識し強化することでも運動に繋がります。とにかく，まずは続けることが大切です。

禁煙と食欲

Q：禁煙すると食欲が増進し太るのでは？

A：その通りです。タバコに含まれている成分が食欲を抑え，胃や十二指腸の粘膜への血流が減っていたのが原因で抑えられていた食欲が，禁煙により血流が回復し，健常人同様の消化吸収状態に戻るため，体に必要な栄養が要求されるようになるからです。糖尿病の基本の食事量で十分であり，食物繊維の多い食事をすることでストレス軽減の役目を担うビタミン類やミネラル類が同時に摂取できます。満腹感は胃ではなく脳で判断しますので，習慣化するまでは意識するようにしましょう。

●これだけは忘れない！ 糖尿病との関連

加齢により食事量が一定せず，唾液量が減少することで軟らかい食材の使用が増えます。また，亜鉛の吸収力が低下しやすく，亜鉛不足で味覚の低下を招く要因にもなります。よくかむ食材の利用で空腹を感じる時間を短くし，亜鉛の多い食品（肉，大豆，卵）を摂取することで筋力保持およびインスリン分泌を促し，効果の持続性もあるので，肥満予防に役立ちます。

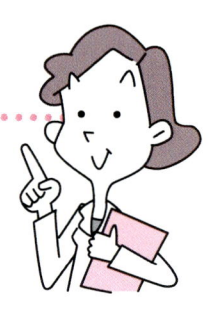

（大西 由起）

8 脂質異常症

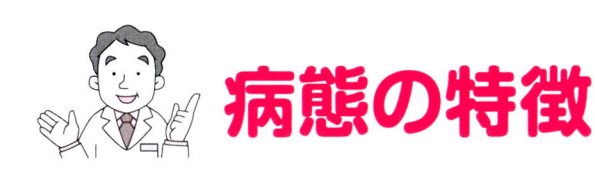

病態の特徴

1 病態生理

　コレステロール，トリグリセライド（TG）などの脂質は，血液中をアポリポ蛋白とともにリポ蛋白粒子を形成して運搬されます。そのリポ蛋白質は，おもに粒子サイズによって表1のようなカイロミクロン，カイロミクロン・レムナント，VLDL，IDL，LDL，HDLなどに分類されます。個々のリポ蛋白質の血中での比率が高いと，たとえば，高LDL血症，高VLDL血症，高カイロミクロン血症などと呼ばれます。また，その個々のリポ蛋白質にはさまざまな比率でコレステロールやTGなどの脂質を含み，その特定のリポ蛋白が血液中に多く存在すると，その表現型として高コレステロール血症，高TG血症などと呼ばれます（表1）。

　脂質の代謝は，大きく外因系と内因系とに分けることができます（図1）。食事由来の脂質は小腸で吸収され，カイロミクロンとして血液中で運搬され，おもに脂肪組織や筋肉の毛細血管内皮細胞表面のリポ蛋白リパーゼ（LPL）を介して含まれているTGが分解され，粒子が小さくなり，コレステロールに富んだカイロミクロン・レムナントになります。カイロミクロン・レムナントは，含まれているアポEというアポ蛋白を介して，レムナント受容体により肝臓に取り込まれます。一方，内因系として肝臓で作られたVLDLは，大部分がカイロミクロンと同様に，含まれているTGがLPLによって分解されてIDLになります。IDLは含まれるアポ蛋白のアポEを介して肝臓に取り込まれ，肝性トリグリセライドリパーゼ（HTGL）により分解され，LDLになります。血中LDLの3分の2は，含まれているアポB-100というアポ蛋白を介して，細胞のLDL受容体に結合して細胞内に取り込まれます。

●表1　脂質異常症の表現型分類

表現型	I	IIa	IIb	III	IV	V
増加するリポ蛋白分画	カイロミクロン	LDL	LDL VLDL	カイロミクロン・レムナント IDL	VLDL	カイロミクロン VLDL
コレステロール	→	↑～↑↑↑	↑～↑↑	↑↑	→または↑	↑
トリグリセライド	↑↑↑	→	↑↑	↑↑	↑↑	↑↑↑

VLDL: 超低比重リポ蛋白，IDL: 中間比重リポ蛋白，LDL: 低比重リポ蛋白，HDL: 高比重リポ蛋白

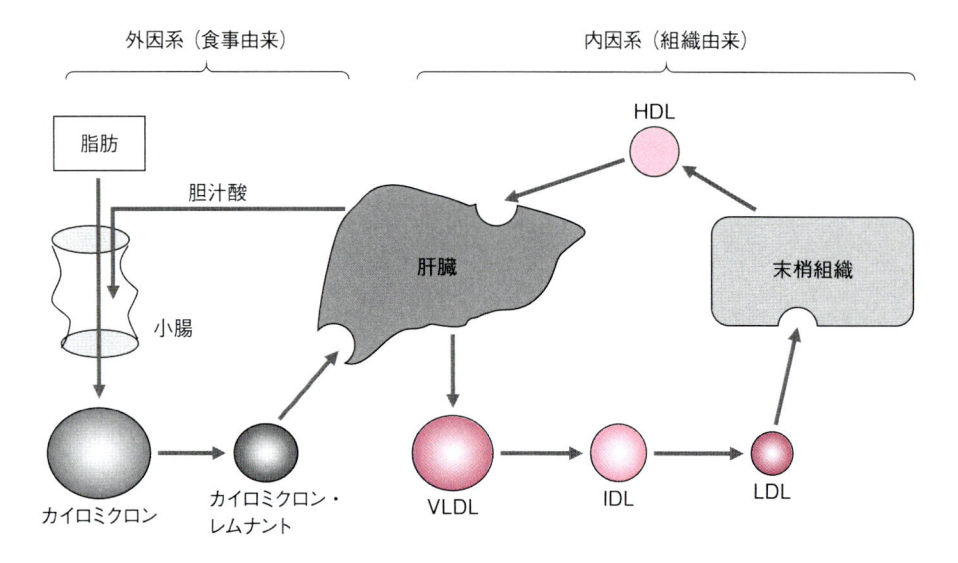

外因系（食事由来）　　　　　内因系（組織由来）

●図1　リポ蛋白代謝

VLDL：超低比重リポ蛋白，IDL：中間比重リポ蛋白，LDL：低比重リポ蛋白，HDL：高比重リポ蛋白

●表2　脂質異常症：スクリーニングのための診断基準（空腹時採血）

LDLコレステロール	140mg/dL 以上	高LDLコレステロール血症
	120～139mg/dL	境界域高LDLコレステロール血症
HDLコレステロール	40mg/dL 未満	低HDLコレステロール血症
トリグリセライド	150mg/dL 以上	高トリグリセライド血症

（文献1より引用）

2　診断基準

　日本動脈硬化学会のガイドラインに基づく脂質異常症の診断を**表2**にまとめます[1]。LDLコレステロール（LDL-C）値はFriedewald式による計算値を推奨しています（LDL-C値＝総コレステロール－HDL-C－TG値/5）。しかし，この値はTG値が400mg/dL以上ではその精度に問題が生じるため，TGが400mg/dL以上または食後採血の場合はnon HDL-C値を用います。non HDL-C値は（総コレステロール－HDL-C値）で求め，その基準値はLDL-C＋30mg/dLとします[1]。

3　疾患と糖尿病との関係

　糖尿病と脂質異常症は密接な関係にあり，とくに高LDL-C血症があると，虚血性心疾患の強いリスクになることが知られています。欧米また日本の疫学データによると糖尿病の存在は多因子で調整しても，冠動脈疾患，脳梗塞の2～3倍程度のリスクの上昇につなが

るとされています[2,3]。とくに女性の場合，糖尿病患者では動脈硬化性疾患発症リスクが著しく増加します[4]。したがって，日本動脈硬化学会のガイドラインでは，そのLDL管理目標において，糖尿病があれば，その他慢性腎臓病，非心原性脳梗塞，末梢動脈疾患と同様にカテゴリーⅢとされ，そのLDL-C管理目標値は120mg/dL未満としています。さらに糖尿病では，高TG血症，低HDL-C血症をともないやすく，それらも動脈硬化性疾患のリスクになります。

4 高齢者の特徴

　高齢者では糖尿病ならびに脂質異常症罹患暦が長く，すでに動脈硬化性疾患を持っている，または動脈硬化自体が進行している症例が多いと思われます。また，脂質異常症，とくに高LDL-C血症に対しては，薬物療法としてスタチンによる治療が確立され，多くのエビデンスが存在します。しかし，高齢者に対しては，日本動脈硬化学会のガイドラインにおいても，前期高齢者では成人と同様の方針での治療を勧めてはいますが，後期高齢者（75歳以上）の冠動脈疾患の一次予防に対しては，この薬剤の予防効果の意義が確立されていないことから，主治医の判断で個々の患者に対応するとしています（冠動脈疾患の二次予防に対してはスタチンの使用を勧告しています）[1]。

（葛谷 雅文）

●文献●
1) 日本動脈硬化学会編：動脈硬化疾患予防ガイドライン2012年度版．東京, 杏林舎, 2012
2) Emerging Risk Factors Collaboration, Sarwar N et al: Diabetes mellitus, fasting blood glucose concentration, and risk of vascular disease: a collaborative meta-analysis of 102 prospective studies. Lancet 375(9733): 2215-2222, 2010
3) Fujishima M et al: Diabetes and cardiovascular disease in a prospective population survey in Japan. The Hisayama study. Diabetes 45(Supple 3): S14-S16, 1996
4) Huxley R et al: Excess risk of fatal coronary heart disease associated with diabetes in men and women: meta-analysis of 37 prospective cohort studies. BMJ 332(7533): 73-78, 2006

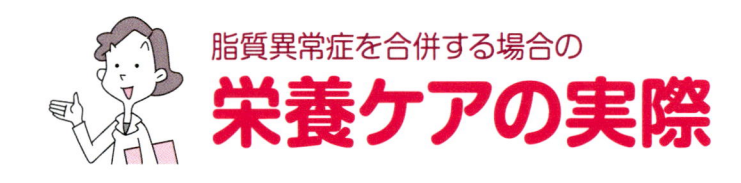

脂質異常症を合併する場合の 栄養ケアの実際

◆ 糖尿病・加齢にともなう特徴と注意点

２型糖尿病に合併する脂質代謝異常の特徴として，カイロミクロン，VLDLの異化障害が起こり，同時に腸管上皮細胞からのコレステロール吸収が増加することから，高TG血症，低HDL-C血症を認め，また高LDL-C血症も合併することがよくあります。高齢者は加齢とともに，脂質の摂取量が低下し，脂質異常症を示す頻度は減少しますが，血中の脂質管理は動脈硬化性疾患の予防のためには非常に重要です。高齢患者において治療目標を設定するにあたり，74歳までの前期高齢者と75歳以上の後期高齢者に分けて考えることが必要で，前期高齢者では原則として成人と同様の脂質管理を行います。一方，後期高齢者ではQOLへの配慮と過度の食事制限による低栄養に注意を払いながら，主治医とともに個々の患者ごとの治療内容を判断していく必要があります。

栄養アセスメント

● 患者の医療面接時のチェックポイント

食習慣

- □ 食べ過ぎ
- □ 獣鳥肉・動物性脂肪が多い ❶
- □ パン・洋菓子・揚げ物が多い ❶
- □ 野菜・海藻類が少ない ❶
- □ 青魚を食べない ❶
- □ 飲酒が多い
- □ 塩分・糖分の摂り過ぎ
- □ 清涼飲料水が好き

- □ 間食の習慣がある ❷
- □ 外食が多い ❷
- □ ながら食いをする
- □ まとめ食いをする
- □ よく噛まずに食べる
- □ 夜食の習慣がある ❷

生活習慣

- □ 運動・活動量が少ない
- □ 生活時間が不規則 ❷
- □ 喫煙・受動喫煙の習慣がある ❸

その他

- □ 血圧が高め
- □ 血糖値が高め ❸
- □ 体重・ウエストが増加傾向 ❸
- □ 細小血管合併がある ❸
- □ 非心原性脳梗塞・末梢動脈疾患がある ❸
- □ 冠動脈疾患の既往がある
- □ ストレスが多い ❹

とくに注意・確認すること

❶摂取量の過不足：LDL-C 上昇につながる飽和脂肪酸やコレステロール，トランス脂肪酸の過剰な摂取があるかどうか，LDL-C 低下作用のある食物繊維，TG 合成の抑制作用がある n-3 系多価不飽和脂肪酸の摂取が不足しているかなどを確認する。

❷生活状況の調査：独居や介護者の有無なども含めたライフスタイルの把握が重要で，生活上の原因を明らかにする。

❸冠動脈疾患発症の危険因子：メタボリックシンドローム，持続する血糖コントロール不良状態，網膜症・腎症などの細小血管合併，非心原性脳梗塞，末梢動脈疾患，喫煙，主要危険因子の重複などの病態を持つ糖尿病患者は冠動脈疾患発症リスクがより高くなるため，厳格な脂質管理が必要。

❹ストレスの評価：ストレスの過重は患者の性格を修飾し，生活習慣の是正をいっそう妨げる。病態悪化の要因となり得るため，患者の性格を把握することが重要。

ココに注目！

脂質異常合併糖尿病患者の脂質管理目標値

冠動脈疾患の既往❶	脂質管理目標値 (mg/dL)			
	LDL-C ❷	HDL-C ❸	TG ❸	non HDL-C ❹
なし	＜ 120	≧ 40	＜ 150	＜ 150
あり	＜ 100	≧ 40	＜ 150	＜ 130

＊これらの値はあくまでも到達努力目標値であり，対象は前期高齢者までである。

とくに注意・確認すること

❶脂質管理目標値の違い：冠動脈疾患の既往の有無により，LDL-C と non HDL-C の管理目標値が異なるが，既往の有無に関係なく，管理目標達成の基本は生活習慣の改善である。

❷LDL-C：冠動脈疾患の既往がある場合は，管理目標値が ＜ 100mg/dL と厳しくなる。また，LDL-C は 20 〜 30％の低下を目標とすることも考慮する。

❸HDL-C・TG：冠動脈疾患の有無に関わらず，HDL-C，TG の管理目標値は同一である。TG が 400mg/dL 以上および食後採血の場合は，non HDL-C を用いる。

❹non HDL-C：管理目標値は，冠動脈疾患の「あり」と「なし」それぞれの LDL-C の管理目標値に 30mg/dL を加えた値となる。non HDL-C の管理目標は，高 TG 血症の場合に LDL-C の管理目標を達成したのちの二次目標である。

栄養プランニング

●プランニング時のチェックポイント

食習慣
- ☐ 摂取エネルギー量の適正化❶❷
- ☐ 獣鳥肉・動物性脂肪を控える❸
- ☐ パン・洋菓子・揚げ物を控える❸
- ☐ 野菜・海藻類を摂る❸
- ☐ 青魚を食べる❹
- ☐ 塩分・糖分（清涼飲料水）を控える❹
- ☐ 飲酒から節酒へ❹
- ☐ 間食・夜食をしない❺
- ☐ 外食は控える❺
- ☐ ながら食い・まとめ食いをしない
- ☐ よく噛んで食べる
- ☐ 就寝前2時間は摂食しない❺

生活習慣
- ☐ 運動・活動量を増やす
- ☐ 規則正しい生活をする❺

その他
- ☐ 高血圧の改善
- ☐ 糖代謝の改善
- ☐ 肥満の改善❻
- ☐ 禁煙・受動喫煙回避
- ☐ ストレスを避ける
- ☐ 成功体験❼
- ☐ 年齢への配慮❽

とくに注意・確認すること

❶ **基本となる食事療法**：標準体重と日常生活活動量を基に，総摂取エネルギー量の適正化を行い，肥満解消には，エネルギー摂取量（kcal）＝標準体重（g）×25〜30（kcal）を目指す。エネルギー配分は脂肪 20〜25％，炭水化物 50〜60％とし，飽和脂肪酸はエネルギー比率で 4.5％以上 7％未満，食物繊維 25g/日以上，食塩摂取は 6g/日未満などを基本とする。

❷ **食品の種類と目安量**：病態にあわせて，各食品群から食べられる摂取目安量を決定する。献立は，各食品群からどの食品を食べるかを決め，選んだ食品で，主食，主菜 1 皿，副菜 2 皿の料理を作成する。

❸ **高 LDL-C 血症予防**：肉の脂身，内臓，皮，乳製品，卵黄，魚卵および，菓子類，加工食品の摂取を控え，未精製穀類や野菜，海藻類を食べる。

❹ **高 TG 血症予防**：炭水化物エネルギー比率を低めにするため，糖質を多く含む菓子類や清涼飲料水，穀類の摂取を減らし，アルコール摂取は控える。n-3 系多価不飽和脂肪酸を多く含む魚類の摂取を増やす。

❺ **規則正しい生活**：欠食，不規則な食事時間，間食ならびに夜食の摂取などがあれば，無理のない範囲で食行動の修正を促す。

❻ **肥満の是正**：肥満の場合，当面は 5％の体重減少を目標とする。高齢者において肥満は生命予後のリスクにならないとの報告もあり，現体重を維持することが目標となるケースも考慮に入れる。

❼**食事療法の継続**：確実に実践できることから始め，成功体験などを積んでいき，食事療法を無理なく長期間継続できるように支援する。

❽**高齢者の注意点**：とくに後期高齢者では，過剰な摂取エネルギーの減量や飽和脂肪酸などの制限が，動物性たんぱく質の摂取不足につながり，結果的にサルコペニアを助長する可能性もあるので，年齢を考慮しながら画一的な指導とならないようにする。腎機能低下や高血圧など，多くの合併症への配慮も必要。

栄養モニタリング

●モニタリング時のチェックポイント

食習慣	生活習慣	その他
□摂取エネルギー量の管理❶	□週3回以上で週180分の運動	□血圧・血糖管理
□飽和脂肪酸・コレステロールの制限❷	□生活活動量を増やす	□体重管理
	□規則正しい生活	□QOLを損なわない❸
□トランス脂肪酸・飲酒・嗜好飲料の制限❷		

とくに注意・確認すること

❶**肥満が改善されない場合**：確実な摂取量の把握が必要で，食事内容，間食と夜食の有無，節酒や清涼飲料水の制限などが実践できているかを，本人だけではなく，可能であれば食事担当者からも聞き取る。

❷**脂質管理**：高齢者では長年続いた食習慣の変更に時間を要する場合があり，年齢による理解力の低下などから食事療法をなかなか実践できないこともある。食事指導は長期的な視野に立ち，丁寧かつわかりやすい言葉の使用を心がけ，ねばり強く繰り返して行うことも必要。

❸**QOLの考慮**：個々の患者の身体，精神的背景，家族関係などの社会的条件などを総合的に判断しながら治療を進め，食事の楽しみを奪うようなQOLが損なわれる治療法は避ける。

Q&A ～患者・家族の疑問に答える～

キーワード 低HDL-C血症，アルコール，薬剤，日本食

低HDL-C血症での食事療法

Q：低HDL-C血症の改善にあたって，食事の注意点はありますか？

A：肥満を合併している場合は，減量によるHDL-Cの上昇が認められており，摂取エネルギーの適正化をはかり，徐々に体重を減少させることが望まれます。また，トランス脂肪酸とn-6系多価不飽和脂肪酸の摂取は，HDL-Cを低下させるといわれています。マーガリンやショートニングにはトランス脂肪酸が多く，それらを原材料とするパン，菓子類の摂取にも注意が必要です。そして，大豆油やコーン油など，一般的な植物油に多く含まれるリノール酸を代表とするn-6系多価不飽和脂肪酸の摂取を控えるため，調理油を使用する場合にオリーブ油を組み合わせるなどの工夫が必要です。

TG上昇につながるアルコール飲料

Q：適度なお酒の量とは，どのくらいですか？

A：多量の飲酒は，肝臓でのTG合成を亢進させることが知られており，また，血圧も上昇させることから，脳卒中をはじめとした循環器疾患の発症危険度が増します。『動脈硬化性疾患予防ガイドライン2012年版』では，アルコールの過剰摂取は控え，摂取量としては25g/日以下に抑えるとされており，これは男性ならビール中瓶1本/日まで，日本酒なら1合/日まで，ワインならグラス2杯/日までに相当し，女性はそれよりも少ない量となります。

薬剤での注意点

Q：脂質異常症の薬を服用していますが，食事で何か注意することはありますか？

A：LDL-C低下薬であるスタチンのなかでも，シンバスタチンやアトルバスタチンなどのチトクロームP450（CYP）3A4で代謝される薬剤を投与している際には，グレープフルーツ（ジュースを含む）の摂取による相互作用が報告されています。摂取には十分な観察と注意が必要です。

伝統的な日本食を意識する

Q：脂質異常症の改善には，具体的にどのような食事がよいのでしょうか？

A：日本での冠動脈疾患の死亡率は他の先進国と比較してきわめて低く，近年の多くの疫学調査の結果から，植物性食品と海産物を多く含む「伝統的な日本食」が冠動脈疾患予防に有用であることが示されています。伝統的な日本食は，エネルギー量が低く，飽和脂肪酸が少なく，n-3系多価不飽和脂肪酸，食物繊維，ビタミンB群や抗酸化ビタミン，各種ミネラルなどの摂取を充足させやすいとされています。

これだけは忘れない！ 糖尿病との関連

脂質異常合併糖尿病患者の場合，総摂取エネルギー量の適正化，三大栄養素の配分，飽和脂肪酸の摂取制限を行い，糖質の多い菓子類，糖含有飲料を控え，未精製の穀類，大豆製品，海藻，野菜類を食生活に取り入れる。

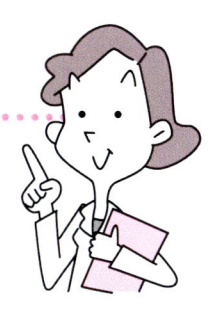

（田中 文彦）

●文献●
1) 柏木厚典ほか：科学的根拠に基づく糖尿病診療ガイドライン．臨床栄養臨時増刊 脂質異常症 UPDATE 2013．多田紀夫編, 122(6): 751-756, 2013
2) 日本動脈硬化学会編：動脈硬化性疾患予防ガイドライン 2012 年版．東京, 杏林舎, 2012
3) 日本動脈硬化学会編：脂質異常症治療ガイド 2013 年度版．東京, 杏林社, 2013
4) 日本糖尿病療養指導士認定機構編：糖尿病療養指導ガイドブック 2012．大阪, メディカルレビュー社, 2012

9 痛風・高尿酸血症

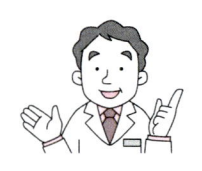

病態の特徴

1 病態生理

　高尿酸血症は，組織に尿酸塩が沈着した結果起きる痛風発作（関節炎）や腎障害の原因として位置付けられている疾患です[1]。血漿中の溶解限度を超えて上昇した高尿酸血症では，尿酸塩が関節腔内などに析出し始めます。痛風発作は，高尿酸血症が持続した結果，関節内に析出した尿酸塩が起こす結晶誘発性の関節炎であり，発赤・腫脹・疼痛の三徴候をともなって発症します。好発部位は第一中足趾節(MTP)関節や足関節などです。痛風結節は，尿酸塩結晶と肉芽組織から成り，手足や耳介の皮下，関節周囲に認められます。また，尿酸が尿中へ過剰に排泄されると，腎機能低下や慢性腎臓病（CKD）の原因となるほか，尿路結石を発症しやすくなります。

　生体内には通常，約1,200mgの尿酸プールが存在しており，1日に約700mg産生されて，尿中に約500mg／日，汗や糞中に約200mg／日が排泄されるため，血中レベルがほぼ一定に維持されます。しかし，尿酸産生量が増加したり，尿中尿酸排泄が低下すると，高尿酸血症をきたしてしまいます（**図1**）。そのため，高尿酸血症を「産生過剰型」と「排泄低下型」，およびその「混合型」に分類し，排泄低下型には尿酸排泄促進薬を，産生過剰型には尿酸生成抑制薬を選択することを基本としています。

　さらに近年，メタボリックシンドロームなどの生活習慣病と心血管疾患の密接な関連性が注目されるなかで，血清尿酸値が高い人ほど生活習慣病に罹りやすいことが明らかになりました。また，生活習慣病の患者では血清尿酸値も高値を示すことから，高尿酸血症と心血管疾患の高い関連性についても注意しておくべきです。概して，女性では7mg/dLよりもさらに低いレベルから，ほかの生活習慣病の併存を考えておく必要があるとされていますが，生活習慣病マーカーとしての明確なカットオフ値は未確立です。

2 診断基準

　高尿酸血症は，尿酸塩沈着症を予防する閾値として，性別や年齢に関係なく血清尿酸値が7.0mg/dLを超えるものと定義されています。痛風発作と血清尿酸値には密接な関連性があり，血清尿酸値が高値であればあるほど，痛風発作をきたしやすく，また血清尿酸値を6mg/dL未満に維持することで，痛風発作の再発率を低く抑制し得ることも確認されています。ただし，痛風発作中の血清尿酸値は低値を示すことがあり，「7mg/dL未満であるから痛風ではない」とは断定できません。診察所見や過去の検査データなどを参考に，慎重に診断する必要があります。また，急性関節炎を起こす偽痛風や化膿性関節炎などとの鑑別が必要で，穿刺による関節液による診断を要することもあります。

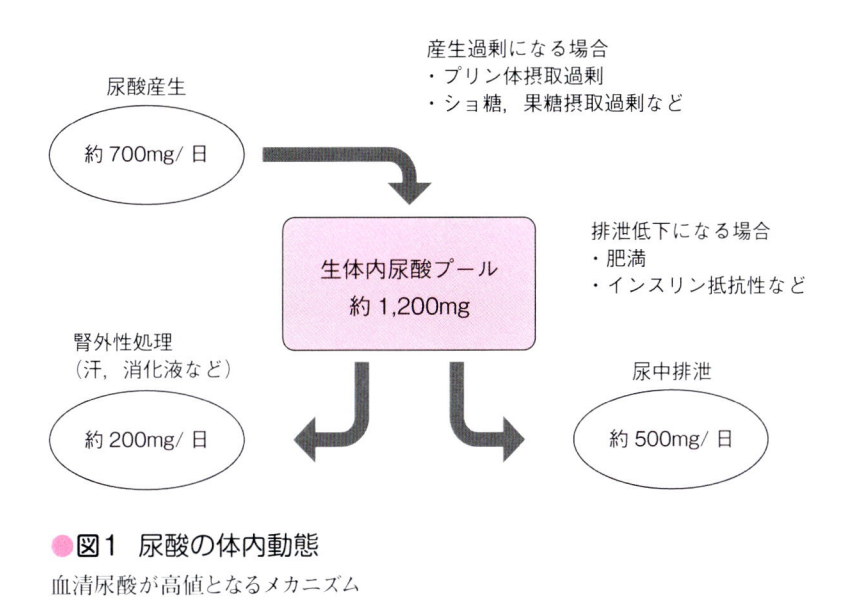

各論：他の疾患を合併する場合の病態の特徴と栄養ケア

```
尿酸産生                   産生過剰になる場合
約700mg/日                ・プリン体摂取過剰
                         ・ショ糖，果糖摂取過剰など

            生体内尿酸プール
              約1,200mg     排泄低下になる場合
                          ・肥満
                          ・インスリン抵抗性など

腎外性処理
（汗，消化液など）                尿中排泄
 約200mg/日                  約500mg/日
```

● 図1　尿酸の体内動態
血清尿酸が高値となるメカニズム

3　疾患と糖尿病との関係

　高尿酸血症と糖尿病との関連性では，血清尿酸高値を示すグループほど後に糖尿病を発症しやすいことが報告されています。また，インスリン抵抗性が顕著なグループほど血清尿酸値が高くなることも知られており，まさに両者は相互に増悪しあう関係だと言えるでしょう。ところが血糖コントロール状態を示すHbA1cと血清尿酸値の関係を疫学調査した報告では，HbA1cが高くなるにつれて血清尿酸値も上昇しますが，ある程度以上にHbA1cが高くなれば，今度は血清尿酸値が低下していく現象も認められました。これは，糖尿病によって尿糖の排泄量が増えると尿中尿酸の排泄量も増加するため，高血糖状態では，尿酸排泄促進により，血清尿酸値はみかけ上，低値を示す場合があることを示しています。糖尿病とその治療経過においては血清尿酸レベルを過小評価していないか，尿糖量などを参考に注意深く判断する必要があります。

4　高齢者の特徴

　血清尿酸レベルは尿中尿酸排泄量により大きく影響を受けます。糖尿病を合併していればなおさらですが，高齢者では潜在的に腎機能が低下している場合があり，血清尿酸値が上昇しやすくなります。さらに高尿酸血症がCKDをきたしやすいことを考えれば，患者の腎機能に着目した，早めの治療が望まれます。また，尿路管理に十分な飲水（尿量確保）を励行しますが，高齢者に多い心・腎機能低下症例では水分摂取が制限される場合もあり，患者の病態に合わせたきめ細かな対応が必要です。

（浜口　朋也）

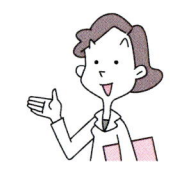

痛風・高尿酸血症を合併する場合の 栄養ケアの実際

◆ 糖尿病・加齢にともなう特徴と注意点

　　尿糖が持続的に陽性になると尿酸は多く排泄されて低下しますが、それ以前の軽症糖尿病やインスリン抵抗性の時期には、高尿酸血症を合併する頻度が高いことが知られています。その原因として、病態に共通した食習慣や生活習慣の問題が挙げられます。とくに加齢にともなう生活習慣の変化は、高血圧症、脂質異常症、肥満症などの要因にもなるので注意が必要です。これらの疾患の合併は血清尿酸値上昇の一因になるとともに、動脈硬化性疾患の危険を増す因子であることが知られています。また高尿酸血症は、放置すれば一定の割合で痛風発作の原因になります。尿酸というとプリン体という言葉が有名ですが、プリン体制限さえしておけばよいのではありません。生活習慣全般を見直し、関連する問題を早めに知って改善することが重要です。

栄養アセスメント

● 患者の医療面接時のチェックポイント

食習慣
- □ 食べ過ぎ
- □ 肉食が多い ❶
- □ 内臓・干物が好き ❷
- □ 飲酒が多い ❷
- □ 野菜・海藻類が少ない ❸
- □ 食塩・糖類の摂り過ぎ
- □ 飲水量が少ない
- □ 清涼飲料水が好き

- □ 間食の習慣がある ❹
- □ 夜食の習慣がある ❹
- □ 食事のあとすぐに寝る

生活習慣
- □ 運動不足
- □ 歩くことが少ない
- □ 生活活動量が少ない
- □ 生活時間が不規則 ❹
- □ 夜ふかしの習慣がある

その他
- □ 最近、体重が増加
- □ 最近、ウエストが増加
- □ 血糖値が高め
- □ 血清脂質が高め
- □ 血圧が高め
- □ 虚血性心疾患になったことがある
- □ 脳卒中になったことがある
- □ ストレスが多い ❺

とくに注意・確認すること

❶ **好き嫌い**：焼肉が好物など肉食が多いケースでは、動物性たんぱく質・脂肪の摂り過ぎがないかどうか、さらに、ビールなどのアルコール飲料の多飲がないかについても確認が必要。

❷ **アルコール・酒の肴**：内臓・干物にはプリン体が多く、食塩量が多いものもあるので、これらの食品が好きで酒の肴として食べている場合は飲酒量の確認も必要。

❸ **摂取量の過不足**：尿の酸性度の是正に有効な野菜や海藻、牛乳などの不足がないかどうか、

尿路結石の形成を促進する食塩や果糖・ショ糖などの摂り過ぎがないかどうかも確認する。
❹**毎日の食習慣**：朝欠食，昼外食，夜遅くに過食しているなど。
❺**性格の確認**：仕事人間，完璧主義者，熱中しやすい，負けず嫌い，せっかち，など。

ココに注目！

項目名	診断と基準値
❶ BMI（kg/m²）	低体重：18.5 未満 肥満：25 以上
ウエスト周囲長（cm）	内臓脂肪型肥満の指標： 男性 85 以上，女性 90 以上
❷ 血圧（mmHg）	至適血圧：収縮期血圧 120 未満 かつ拡張期血圧 80 未満 正常血圧：収縮期血圧 120〜129 かつ／または拡張期血圧 80〜84 正常高値血圧：収縮期血圧 130〜139 かつ／または拡張期血圧 85〜89
血清尿酸値（mg/dL）	高尿酸血症：7 以上
血清 TG（mg/dL）	高 TG 血症：150 以上
血清 HDL-C（mg/dL）	低 HDL-C 血症：40 未満
血清 LDL-C（mg/dL）	境界域高 LDL-C 血症：120〜139 高 LDL-C 血症：140 以上
❸ 血清 BUN（mg/dL）	8〜20
血清 Cr（mg/dL）	男性 0.7〜1.1，女性 0.5〜0.8
GFR：糸球体濾過量（mL/分/1.73m²）	正常：90 以上

とくに注意・確認すること

❶ **BMI（肥満度）算出式**：体重（kg）÷身長（m）²。BMI が基準値内でも，内臓脂肪の蓄積過剰による「かくれ肥満」が疑われる場合がある。

❷ **高血圧症の合併**：「高血圧症」の項（p.42）参照。食塩の過剰摂取，飲酒の有無の確認が必要。血圧の管理目標値は患者さんの年齢や合併症によって異なる。

❸ **腎機能の指標**：腎機能低下が高尿酸血症を招くだけでなく，高尿酸血症も腎機能を低下させやすいので注意。

❹ **肥満・メタボリックシンドローム**：「肥満症・メタボリックシンドローム」の項参照（p.66）。生活習慣が原因の場合，メタボリックシンドロームになる前であったり，なっていたりすることが多いので，関連検査項目に注意。
・肥満がみられない場合でも，アルコール多飲者には注意が必要。

❺ **脂質異常症の合併**：「脂質異常症」の項参照（p.74）。動物性たんぱく質・脂質量の過食がないかどうかの確認が必要。
・肥満と脂質異常症が合併する場合，食事由来のプリン体摂取過剰を疑う。

栄養プランニング

●プランニング時のチェックポイント

食習慣	生活習慣	その他
□摂取エネルギー量の適正化❶	□運動をする	□糖代謝の改善
□飲水量を確保する❷	□歩く習慣をつける	□肥満の改善❺
□肉食(内臓含)・干物を控える	□こまめに体を動かす	□脂質代謝の改善
□野菜・海藻類,乳製品を摂る❷	□規則正しい生活をする	□高血圧の改善
□飲酒から節酒へ	□夜ふかしをしない❹	□ストレスの解消
□食塩・糖類を控える		□気分転換をはかる
□清涼飲料水を控える❷		□成功体験❻
□間食・夜食をしない❹		
□食べてから寝るまでに3〜4時間あける❹		

とくに注意・確認すること

❶ **バランスのよい食事**：食事は主食と副食3皿（たんぱく質の多い主菜と野菜料理2皿）の組み合わせを基本とし，主食は計量して食べ，副食は皿数を数えて食べる習慣をつける。

❷ **尿路結石予防**：酸性尿の改善を図り，尿量を確保するために，水やお茶で1日2,000mL以上の水分を摂取する。ジュースや清涼飲料は控える。野菜や海藻類をしっかり摂る。

❸ **プリン体摂取量**：肉や内臓・干物，カニ味噌などは控え，プリン体摂取量は1日400mg以下にする。

❹ **昼型の生活へ**：夜型生活者は昼型に改め，毎日，ほぼ決まった時間に3回の食事を摂り，夕食はできれば20時までに済ませるなど規則正しい生活を計画する。

❺ **肥満者は要減量**：減量はマイナス5％を目安とし，最初の数カ月はまず1〜2kgから始める。定期的に計量する習慣をつける。

❻ **成功体験**：短期目標としてすぐにできそうな改善項目を提案するなど，達成感を味わってもらえるような計画を立てる。

栄養モニタリング

●モニタリング時のチェックポイント

食習慣	生活習慣	その他
□摂取エネルギー量の管理❶	□1日20分週3回の運動	□血糖・体重管理
□十分な飲水量とプリン体制限❷	□生活活動量を増やす	□脂質・血圧管理
□アルコール・嗜好飲料の制限❷	□昼型の規則正しい生活	□自己効力感をもたせる❸

とくに注意・確認すること

❶**肥満が改善されない場合**：食事量が多過ぎないか，夜食や間食が禁止されているか，節酒が守られているかなどをチェックする。

❷**血清尿酸値がばらつく場合**：その時々の飲酒量やプリン体摂取量の影響がないかどうかをチェックする。

❸**自己効力感をもたせる**：改善がみられた検査値（例：体重や血清TG）や良くなった生活習慣に着目し，励ましたり声援を送ったりして，自分は上手くできるという自己効力感をもたせる。

Q&A ～患者・家族の疑問に答える～

キーワード　アルコール，プリン体，調理法，清涼飲料水

気になるプリン体

Q：プリン体とは，どんなものですか？　また，尿酸とはどんな関係があるのですか？

A：プリン体の「プリン」は核酸の分類であるプリン塩基からきています。プリン体は新陳代謝の老廃物で，全体の8割は体内で発生し残りは食事由来です。尿酸はプリン体の代謝最終産物で，腎から排泄されます。

尿酸値の上昇に関係が深いアルコール飲料

Q：ビールは高プリン体食品と聞きますが，運動して汗をかいた後なら飲んでもいいでしょうか？

A：高尿酸血症のある人では，ビールは次の3つの点で尿酸値上昇のリスクを高めます。①運動後の水分が不足した状態でビールだけを飲むと，利尿作用で尿量が増え脱水症状になる，②ビールに含まれるプリン体による食事性尿酸値の上

昇，③アルコール摂取にともなう内因性尿酸合成促進。汗をかいた後は，まず水や緑茶で水分補給を行いましょう。

調理方法を具体的に伝える

Q：調理方法の違いで，プリン体は減らせるのですか？

A：プリン体は，尿酸に比べると水に溶けやすい性質をもっています。同じ食べるなら食材を湯にくぐらせる，煮魚や鍋物，しゃぶしゃぶなどがお勧めです。ただし，プリン体が溶出した煮汁は要注意！飲まないように。

清涼飲料水について

Q：水分補給として，果糖やショ糖の入った炭酸飲料やジュースを飲んでもいいですか？

A：果糖は肝臓ではブドウ糖とは異なる代謝を受け，脂肪をためやすく尿酸を増やしやすいという特徴があります。果糖とともにショ糖も清涼飲料水に多く含まれているため，控えるのが賢明です。

●これだけは忘れない！ 糖尿病との関連

糖尿病を有する高尿酸血症の場合や内臓脂肪型高尿酸血症例では，糖尿病食を基本にエネルギー量を設定し，三大栄養素組成比の適正化，飲酒制限，プリン体制限，果糖・ショ糖制限，飲水量の増加など，多面的に工夫していく。

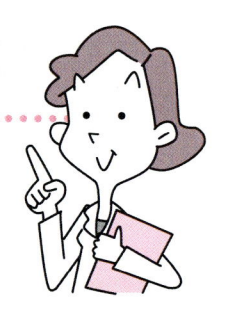

（福田 也寸子）

●文献●

1) 浜口朋也：臨床医のための高尿酸血症・痛風のABC．プリン体制限の具体的な指導法を教えてください．高尿酸血症と痛風 20(1): 40-42, 2012
2) 浜口朋也：高尿酸血症・痛風治療ガイドライン（第2版）を使いこなすために．医薬の門 51(4): 332-334, 2011
3) 藤森新：治療・予防としての食事．痛風・高尿酸血症．診断と治療 101(10): 1477-1481, 2013

10 CKD（慢性腎臓病）

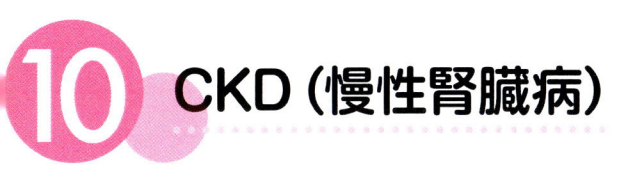

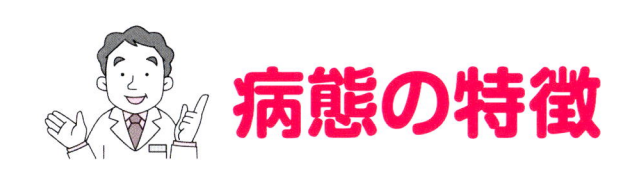

病態の特徴

1　病態生理

慢性腎臓病（Chronic Kidney Disease: CKD）は，以下の条件を満たす疾患の総称として，国際的に定義されています[1]。

①尿異常，画像診断，血液，病理などで腎障害の存在が明らかであること。とくに蛋白尿の存在が重要です。
②糸球体濾過量（Glomerular Filtration Rate: GFR）＜60 mL/分/1.73 m^2
③前2項目のいずれか，または両方が3カ月以上持続すること。

ここでGFRは血清クレアチニン値（Cr: mg/dL），年齢（歳）を用いて以下の式で男女別に計算されます（推算GFR: eGFR mL/分/1.73 m^2）。

男性：eGFR＝194×Cr$^{(-1.094)}$×年齢$^{(-0.287)}$
女性：eGFR＝0.739×194×Cr$^{(-1.094)}$×年齢$^{(-0.287)}$

CKDは進展すると，①糸球体過剰濾過，②細胞外液量増大，③高血圧，④高窒素血症，⑤高カリウム血症などの病態が進行し，結果として末期腎不全に至ることが知られています[1]。一方，CKD診療が着目されたのは，CKDが末期腎不全に至るリスク因子としてのみならず，脳梗塞や心筋梗塞などの心血管疾患のリスク因子としての意義も大きいことが明かになったからです。一方，生活習慣の改善や各種治療介入によってCKDの進展を阻止し，これら合併症のリスクを軽減可能なことから，各種CKD治療戦略が提唱されています[1]。

2　診断基準

CKDは「1 病態生理」で述べた診断基準によって診断されます。近年，原疾患（Cause: C），蛋白尿の程度（Albuminuria: A），腎機能（GFR: G）が独立した危険因子であることが明らかとなり，これらを用いた重症度分類が提唱されました[1]（**表1**）。

3　疾患と糖尿病との関係

糖尿病の重要な合併症である最小血管障害の一つが，糖尿病性腎症です。糖尿病性腎症は1998年以降慢性維持透析導入原疾患の第1位であり，医療上の大きな問題となっています[1,2]。

糖尿病性腎症は，アルブミン尿（蛋白尿）の程度と腎機能（eGFR）によって病期分類がなされており，治療方針も定められています[2,3]（**表2**）。ただし，糖尿病は動脈硬化につ

● 表1 CKD重症度分類

原疾患	蛋白尿区分		A1	A2	A3
糖尿病	尿アルブミン定量 (mg/日) 尿アルブミン/Cr比 (mg/gCr)		正常 30未満	微量アルブミン尿 30～299	顕性アルブミン尿 300以上
高血圧/腎炎/多発性嚢胞腎/移植腎/不明/その他	尿蛋白定量 (g/日) 尿蛋白/Cr比 (g/gCr)		正常 0.15未満	軽度蛋白尿 0.15～0.49	高度蛋白尿 0.50以上
GFR区分 (mL/分/1.73m²)	G1	正常または高値 ≧90			
	G2	正常または軽度低下 60～89			
	G3a	軽度～中等度低下 45～59			
	G3b	中等度～高度低下 30～44			
	G4	高度低下 15～29			
	G5	末期腎不全 (ESKD) <15			

重症度は原疾患・GFR区分・蛋白尿区分を合わせたステージにより評価する。CKDの重症度は死亡、末期腎不全、心血管死亡発症のリスクを□のステージを基準に、ハッチングが濃くなる順にステージが上昇するほどリスクは上昇する。
(KDIGO CKD guideline 2012を日本人用に改変)
(文献1より引用改変)

いても強い加速因子であるため、蛋白尿の程度が軽い割に腎機能低下の顕著な動脈硬化性腎硬化症の特徴を呈する患者が一定数いることがわかっており、最新の改訂版糖尿病性腎症病期分類はこの点も加味して作成されています[3]。

4 高齢者の特徴

　腎機能は加齢とともに低下するため、高齢者ほどCKD患者は多いことになります[1]。一方、糖尿病性腎症発症にはある程度の糖尿病罹病期間が必要であるため、高齢者ほど糖尿病性腎症患者は増加する傾向にあります。糖尿病性腎症を含むCKDの治療の中心は腎庇護目的の糸球体内血圧低下療法と高カロリー・低塩分・低たんぱくの食事療法ですが[1,2]、後者においてはあまり厳格な食事療法をすると味覚の問題から食欲低下を起こす危険もあり、慎重な経過観察が必要です。

(福永 惠)

● 表2 糖尿病性腎症病期分類（改訂）[注1]

病期	尿アルブミン値 (mg/gCr) または 尿蛋白値 (g/gCr)	eGFR (mL/分/1.73m²)	治療，食事，生活のポイント
第1期（腎症前期）	正常アルブミン尿（30未満）	30以上[注2]	・糖尿病食を基本とし，血糖コントロールに努める。たんぱく質の過剰摂取は好ましくない
第2期（早期腎症期）	微量アルブミン尿（30～299）[注3]	30以上	・糖尿病食を基本とし，血糖コントロールに努める ・降圧療法 ・たんぱく質の過剰摂取は好ましくない
第3期（顕性腎症期）	顕性アルブミン尿（300以上）あるいは持続的蛋白尿（0.5以上）	30以上[注4]	・厳格な血糖コントロール ・降圧療法 ・たんぱく質制限食
第4期（腎不全期）	問わない[注5]	30未満	・血糖コントロール，降圧療法 ・低たんぱく食（透析療法導入） ・浮腫の程度，心不全の有無により水分を適宜制限する
第5期（透析療法期）	透析療法中		・血糖コントロール，降圧療法 ・透析療法または腎移植 ・水分制限（透析間体重増加率は透析時基本体重の5％以内）

注1: 糖尿病性腎症は必ずしも第1期から順次第5期まで進行するものではない。本分類は，厚労省研究班の成績に基づき予後（腎，心血管，総死亡）を勘案した分類である（URL：http://mhlw-grants.niph.go.jp/, Wada T, Haneda M, Furuichi K, Babazono T, Yokoyama H, Iseki K, Araki SI, Ninomiya T, Hara S, Suzuki Y, Iwano M, Kusano E, Moriya T, Satoh H, Nakamura H, Shimizu M, Toyama T, Hara A, Makino H; The Research Group of Diabetic Nephropathy, Ministry of Health, Labour, and Welfare of Japan. Clinical impact of albuminuria and glomerular filtration rateon renal and cardiovascular events, and all-cause mortality in Japanese patients with type 2 diabetes. Clin Exp Nephrol. 2013 Oct 17.[Epub ahead of print]）
注2: GFR 60 mL/分/1.73m² 未満の症例はCKDに該当し，糖尿病性腎症以外の原因が存在し得るため，他の腎臓病との鑑別診断が必要である。
注3: 微量アルブミン尿を認めた症例では，糖尿病性腎症早期診断基準に従って鑑別診断を行った上で，早期腎症と診断する。
注4: 顕性アルブミン尿の症例では，GFR 60 mL/分/1.73m² 未満からGFRの低下に伴い腎イベント（eGFRの半減，透析導入）が増加するため注意が必要である。
注5: GFR 30 mL/分/1.73m² 未満の症例は，尿アルブミン値あるいは尿蛋白値に拘わらず，腎不全期に分類される。しかし，特に正常アルブミン尿・微量アルブミン尿の場合は，糖尿病性腎症以外の腎臓病との鑑別診断が必要である。

【重要な注意事項】本表は糖尿病性腎症の病期分類であり，薬剤使用の目安を示した表ではない。糖尿病治療薬を含む薬剤特に腎排泄性薬剤の使用に当たっては，GFR等を勘案し，各薬剤の添付文書に従った使用が必要である。（2013年12月糖尿病性腎症合同委員会）

（2013年12月糖尿病性腎症合同委員会報告*を引用・改変）
＊：http://www.jds.or.jp/modules/important/index.php?page=article&storyid=46

● 文献 ●
1) 日本腎臓学会編：CKD診療ガイド2012. 東京，東京医学社，2012
2) 日本糖尿病学会編：糖尿病治療ガイド2012-2013, 東京，文光堂，2013
3) http://www.jds.or.jp/modules/important/index.php?page=article&storyid=46

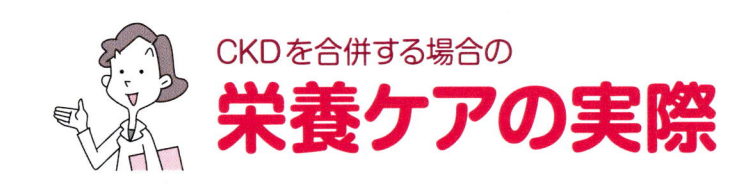

CKDを合併する場合の 栄養ケアの実際

◆ 糖尿病・加齢にともなう特徴と注意点

　加齢にともない腎機能は低下しますが，慢性腎臓病（CKD）の診断契機はCKDの発症要因でもある糖尿病や高血圧などのために医療機関を受診することによる場合がほとんどです。またCKDによる腎障害の程度が進行するほど，心血管疾患のリスクは高まります。とくに高齢者ではこれらの罹病期間が長期におよぶことが多いため，より注意が必要となります。

　CKDの進行を抑制することができれば，末期腎不全への進行抑制はもちろん，心血管疾患の発症抑制にもつながります。CKDの治療にあたり，まず，第一に取組むべきなのは，食事療法を含めた生活習慣の改善（禁煙，減塩，肥満の改善など）ですが，加齢にともなう塩味への感じ方の低下による食塩の過剰摂取や，噛む・飲み込むなどの機能低下や活動量の低下によって食欲が減退し，摂取栄養量の不足をともなっていることも少なくありませんので，これらのチェックが重要となります。

栄養アセスメント

● 患者の医療面接時のチェックポイント

たんぱく質摂取：CKDのたんぱく質摂取量はステージや尿蛋白量によって異なる。
エネルギー摂取：CKDの場合，適正体重へのコントロールが重要。
塩分摂取：高血圧発症予防および腎保護の面から，CKDにおいては適切な塩分摂取のコントロールが必要。
カリウム摂取：CKDの進行にともなって腎からのカリウム（K）排泄が低下し，カリウムを摂りすぎると高K血症を起こす場合がある。
リン摂取：腎機能が低下している場合はリン負荷の軽減が必要。リン摂取はたんぱく質摂取と相関関係があるため，たんぱく質摂取が制限されればリンの摂取も同時に制限される。

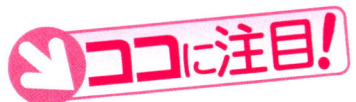

各論：他の疾患を合併する場合の病態の特徴と栄養ケア

ココに注目！

項目名	診断基準など
❶ BMI（kg/m²）	標準：22 低体重：18.5 未満 肥満：25 以上
❷ 微量アルブミン尿	30 ～ 299 mg/gCr
❸ 尿蛋白	0.50 g/gCr 以上
❹ 血圧（mmHg）	降圧目標：130/80 mmHg 未満

とくに注意・確認すること

❶ **BMI（肥満度）算出式**：体重（kg）÷ 身長（m）²。むくみがある場合は正しく反映されない。

❷ **微量アルブミン尿**：糖尿病性腎症の早期発見や予後予測のために測定する。

❸ **尿蛋白**：糸球体障害の程度を反映し，腎不全の進行速度と相関する。

❹ **血圧**：高齢者では急激な降圧は腎機能を悪化させる危険性があるので注意が必要。

●血液検査チェック

項目名	診断と基準値
❶ BUN/Cr 比	10 以下（CKD の治療で低蛋白質食療法を行う場合）
❷ 推算 GFR	60 mL/分/1.73m² 以上
カリウム	高 K 血症：5.5 mEq/L 以上
リン・カルシウム	P：2.5 ～ 4.5mg/dL Ca：8.4 ～ 10.0 mg/dL
尿酸値	高尿酸血症：7.0 mg/dL 以上
血糖値	空腹時血糖値：130 mg/dL 未満 食後 2 時間血糖値：180 mg/dL 未満
HbA1c	7.0 ％未満
脂質	TG：150 mg/dL 未満（空腹時） HDL-C：40 mg/dL 以上 LDL-C：120 mg/dL 未満

とくに注意・確認すること

❶ **尿素窒素（BUN）**：腎機能の指標の一つだが，たんぱく質の摂取量によっても変動する。

❷ **腎機能の評価**：高齢者では筋量が低下しているため，クレアチニンの産生量も低下している。このため腎機能が低下しても，Cr はあまり上昇しない場合があるので，Cr と年齢，性別から推算 GFR を計算し評価する。

栄養プランニング

●プランニング時のチェックポイント

たんぱく質の制限：たんぱく質を多く摂ると体内で老廃物がたくさんできるため，これを排泄する腎臓に負担がかかります。CKDステージG3および糖尿病性腎症第3期では，0.8〜1.0 g/kg体重/日，G4〜5および第4期では0.6〜0.8 g/kg体重/日とします。たんぱく質を多く含む，魚，肉，卵，大豆・大豆製品，乳・乳製品などを病状に応じた量に制限することが大切です。またご飯，パン，麺類にもたんぱく質は含まれていますので，これらを低たんぱく質化した商品を使用するのも一つの方法です（kg体重はすべて標準体重あたりの数値）。

摂取エネルギーの適正化：CKD患者のエネルギー量は年齢・性別・活動強度・病期によりおおむね25〜35 kcal/kg体重/日が推奨されます。エネルギーが不足すると摂取したたんぱく質を有効に利用することができません。そればかりかエネルギーが不足すると体内のたんぱく質である筋肉が分解され，エネルギー源として使われてしまい，体内で老廃物が発生することになります。これではたんぱく質を制限している意味がなくなってしまうだけでなく，体力低下，栄養障害に陥ってしまいます。必要なエネルギー量を老廃物が発生しない糖質と脂質で確保することになりますが，動脈硬化性疾患予防の観点から脂質のエネルギー摂取比率は20〜25％とします。特殊食品の利用も検討します。

塩分の制限：CKDでは食塩の過剰摂取により高血圧をきたしやすくなります。また食塩は腎臓から排泄されるため，摂り過ぎは腎臓に負担をかけることになり，むくみ，心不全，肺水腫などの原因となります。このためCKDでは1日3〜6g未満の塩分量が基本となります。

カリウムの制限：Kも腎臓から排泄されるため，病状によっては制限が必要な場合があります。Kが身体にたまりすぎると，致死性不整脈から心停止をきたす危険性があり注意が必要です。

リンの制限：CKDの進行とともに，血液中のカルシウム（Ca）は低下し，逆にリンが増加します。これにより，骨量の減少だけでなく二次性副甲状腺機能亢進症や血管石灰化を含む全身性動脈硬化性疾患をきたすため，リン・Caのコントロールは重要です。一般にたんぱく質を多く含む食品にはリンも多く含まれています。このため単純に牛乳や小魚でCaを補給しようとすると，たんぱく質やリンの摂取が増加してしまうので注意が必要です。リンコントロールのためのポイントとしては，たんぱく質制限を確実に行う，乳製品・レバー・卵類・シラス干し・丸干しやリン酸塩を多く含む加工食品・コーラなどを摂り過ぎない，などが挙げられます。

栄養モニタリング

●モニタリング時のチェックポイント

摂取エネルギー：肥満，低体重の改善を評価し，血清アルブミン値などをモニターして，摂取エネルギー量が適正かどうかを判断します。

摂取たんぱく質：BUN や血清リン値，可能であれば 24 時間尿中尿素排泄量をモニターし，摂取たんぱく質量が適正かどうかを判断します。

摂取塩分：血圧やむくみなどのチェック，可能であれば 24 時間尿中ナトリウム（Na）排泄量をモニターし，摂取塩分量が適正かどうかを判断します。

Q&A 〜患者・家族の疑問に答える〜

キーワード カリウム，アルコール

カリウムは調理方法の工夫で制限できる

Q：カリウム制限の具体的方法について教えてください。

A：K が多く含まれる食品には生野菜や果物，海藻，豆類，イモ類などが挙げられます。また，たんぱく質を含む食品にも K は含まれていますので，たんぱく質の制限をしっかりと行うことも重要です。K は水に溶け出しやすい性質があるので野菜・イモ類は小さめに切ってから大量の水で茹で，茹で汁を捨てれば K を 20 〜 30％減少できます。茹でた後に水をよく切ったり搾るようにすればより除去できます。鍋物や肉じゃがのような煮物をする時も，このような「茹でこぼし」をした材料で行うことが必要です（電子レンジ，炒め物，天ぷらなどただ加熱したり油で揚げるだけでは K は減少しません）。生果物ではとくにバナナ，メロン，キウイなどに多く含まれています。果物の缶詰は安全ですが，砂糖含量が多いため，血糖コントロール上注意が必要です。

アルコールの摂取はほどほどに

Q：アルコールは飲んでも良いのですか？

A：アルコールが CKD を悪化させるとの報告はありませんが，過剰なアルコール摂取は血糖コントロールを乱すだけでなく，高血圧や高中性脂肪血症，高尿酸血症の原因となるため注意が必要です。一般的なアルコール適正量はエタノール換算で 1 日男性 20 〜 30 mL（日本酒 1 合またはビール中ビン 1 本）以下，女性は 10 〜 20 mL 以下とされています。

●これだけは忘れない！ 糖尿病との関連

糖尿病を有したCKD（糖尿病性腎症を含む）においても血糖コントロールが第一の治療基本となるが，腎機能の低下とともに食事療法の内容は変化する。初期には糖尿病の食事療法を厳守するが，腎機能が低下するにしたがい，たんぱく質量や食塩のコントロールが必要となってくる。

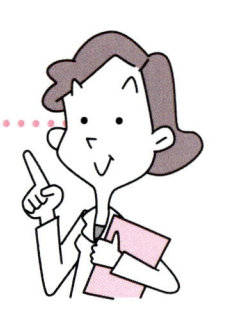

（中井 智明）

●文献●
1) 日本腎臓学会編：CKD診療ガイド2012. 東京, 東京医学社, 2012
2) 日本糖尿病学会編：糖尿病治療ガイド2012-2013, 東京, 文光堂, 2013

11 肝機能障害

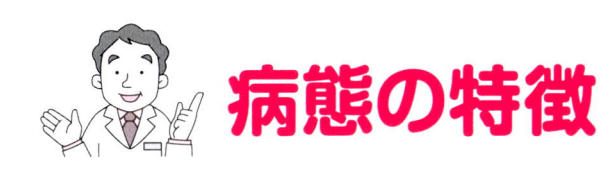

病態の特徴

1 病態生理

　脂肪肝とは，肝細胞に中性脂肪（トリグリセライド）が沈着し肝障害をきたす疾患です。以前はアルコール性脂肪肝が多かったのですが，近年，肥満や糖尿病による非アルコール性脂肪性肝疾患（nonalcoholic fatty liver disease: NAFLD）が増加しています。NAFLDは，非飲酒者でありながら，大量飲酒家の肝障害と同様の病変が肝臓に見られます。NAFLDには予後良好の単純性脂肪肝と，肝硬変や肝がんに進行するNASH（nonalcoholic steatohepatitis）があります。NAFLD・NASHと診断される患者には，ほとんど自覚症状がありません。わが国には1,000万人ものNAFLD患者がいるとされ，そのうち200万人はNASHと推定されています。単純性脂肪肝からNASHへ進行することもあり，その進展には，酸化ストレスやインスリン抵抗性，鉄などが関与していると考えられています。通常は中性脂肪が蓄積しない肝臓に異所性に中性脂肪が蓄積することが，炎症や酸化ストレス，ミトコンドリア機能異常などを引き起こし，脂肪細胞肥大にともなうアディポカインの異常と相まって，正常細胞の機能を障害させると考えられています。NASH発症の基盤となる糖尿病は，low grade-systemic inflammatory diseaseとして位置づけられ，発がんや炎症性疾患の発症との関連で注目されています[1]。

2 診断基準

　病理標本で脂肪滴をともなう肝細胞が30％以上認められる症例では，エコーやCTなどの画像診断で脂肪沈着が強く疑われ，臨床では脂肪肝と呼ばれます。しかし，米国肝臓学会では，脂肪滴をともなう肝細胞が5％以上認められれば，脂肪肝とするなど定義が異なっています。さらに，診断が病理組織や画像で行われるため，NAFLDとNASHの疫学，予後調査，治療効果判定を混乱させています。肝組織診断にはMatteoniの分類（表1）がよく用いられています。肝組織所見で肝細胞の風船様変性や線維化がないNAFLD（type1, 2）を単純性脂肪肝とし，一方，肝細胞の風船様変性あるいは線維化があるNAFLD（type3, 4）をNASHと診断します。

● 表1　MatteoniのNAFLD肝組織分類

	組織所見	肝疾患関連死	肝硬変への進展
単純性脂肪肝	type1：脂肪沈着のみ type2：脂肪沈着＋実質の炎症細胞浸潤	1.7％（8.7年）	2.7％（18.5年）
NASH	type3：脂肪沈着＋肝細胞の風船様変性 type4：type3＋線維化 or マロリー体	11％（8.1年）	17.5％（18.5年）

3 疾患と糖尿病との関係

　日本糖尿病学会の報告（2007年）によると，糖尿病患者の死因は肝がん8.6％，肝硬変死4.7％で肝疾患関連死は合わせて13.3％となり，糖尿病患者の死因のトップが肝疾患関連死であり，NASHがその原因であることが推測されます。

　住民検診による検討[2]では，NAFLD有病率は正常血糖では27％，糖代謝異常43％，無治療糖尿病62％であり，糖尿病とNAFLD発症には有意な相関関係があります．5,000例を超える糖尿病患者の検討では，糖尿病患者（平均64歳）の30％以上に肝障害を認め，そのうち80％以上はNAFLDで，肝組織検査ではNAFLDの60％以上がNASHであったと述べています[3]．肝臓がんは87例に発症し，多くは肝硬変が進行したNASHからがんが発生しています．NASHからの発がんにはAFPやPIVKAなどの腫瘍マーカー正常例もあり，糖尿病患者における肝臓がん早期発見には腹部エコー検査やCT検査など，定期的な画像検査が重要です．筆者らの研究グループでは平成24年10月西宮市医師会を中心とした阪神地区における病診・診診連携において，肥満，糖尿病とがん発症の関連についての前向きコホート研究Nishinomiya Studyを立ち上げました[4]．研究期間は5年間でエントリー症例数は5,000例．肥満，2型糖尿病における消化器がん（大腸がん，膵がん，非B非C型肝がん）の早期発見および早期治療を目指しています．

　一方，NAFLDは，耐糖能異常を助長し，45歳以上のNAFLDでは約60％に耐糖能異常を認めています[5]．NAFLDやNASHと診断された耐糖能異常者の約70％は，空腹時血糖110mg/dL未満で，75g経口ブドウ糖負荷試験2時間血糖値140mg/dL以上の頻度は空腹時血糖110mg/dL以上の頻度よりも高く，かくれ糖尿病に要注意です．

4 高齢者の特徴

　男性は30〜50歳代前半まで20％以上のNAFLD有病率を示し，女性は30歳代から60歳代にかけて加齢とともに増加し，とくに閉経後では高い有病率を示します．肝硬変進展例の割合は年齢とともに増加し，女性ではNASHへ進展する率が男性に比べて高く，NAFLDからNASHに至る期間も男性より短くなっています．現在，肝硬変患者のうちNASHの占める割合は男性1.4％，女性3.4％と報告されていますが，基盤となる糖尿病患者の増加にともなって，NASH起因の肝硬変や肝がんの増加が危惧されます．

〔乾 由明・河田 純男〕

●文献●

1) Alexandraki K et al: Inflammatory process in type 2 diabetes: The role of cytokines. Ann NY Acad Sci 1084: 89-117, 2006
2) Jimba S et al: Prevalence of non-alcoholic fatty liver disease and its association with impaired glucose metabolism in Japanese adults. Diabet Med 22: 1141-1145, 2005
3) 岡上武：非アルコール性脂肪性肝疾患の病態解明と診断法，治療法の開発に関する研究：平成20-22年度総合研究報告書：厚生労働科学研究費補助金肝炎等克服緊急対策事業，1-546，2011
4) 藤田真吾，乾由明，河田純男ほか：2型糖尿病の予後に関する前向きコホート研究 Nishinomiya Study. 西宮市医師会医学雑誌 18: 111-116, 2013
5) 日本肝臓学会編：NASH・NAFLDの診療ガイド2010．東京，文光堂，2010

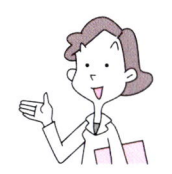

肝機能障害を合併する場合の 栄養ケアの実際

◆糖尿病・加齢にともなう特徴と注意点

　肝疾患では，原因・病態・栄養状態により必要とする栄養療法が異なるため，アセスメントにより患者の状態を把握することが大切です。一律に高エネルギー高たんぱく質食とするのではなく，個々人に合わせた栄養量を算出し，食事指導を行います。肝硬変や肝臓がんの原因として，肝炎ウイルスやアルコール過飲に加え，近年ではNASH（非アルコール性脂肪性肝炎）が注目されています。NASHは飲酒歴がないにも関わらず起こる脂肪性肝炎であり，肥満や糖尿病にともなって発症することが知られています。肥満については，肝がんのリスク因子としても研究が進められており，肥満は肝疾患の進行に大きな影響を与えているといえます。高齢者における耐糖能異常の要因としては，過剰なエネルギー摂取や運動不足などの生活習慣，除脂肪体重の減少，内臓脂肪の増加，インスリン抵抗性の増大などが挙げられ，これらを考慮した栄養ケアが求められます。食事栄養指導においても，食事摂取状況や生活習慣の聞き取りから，肥満の原因となる過食や運動不足の有無をチェックすることが重要です。

栄養アセスメント

●患者の医療面接時のチェックポイント

食習慣
- □ 食事時間が不規則 ❶
- □ 欠食 ❷
- □ 間食 ❸
- □ まとめ食い ❹
- □ 早食い
- □ 過食
- □ 食欲低下・低栄養
- □ 偏食 ❺
- □ 飲酒習慣 ❻
- □ 外食や中食の利用頻度
- □ 塩分・糖分の取り過ぎ
- □ 脂質の取り過ぎ
- □ 健康食品・サプリメント類の摂取

生活習慣
- □ 運動不足
- □ 排便状況

とくに注意・確認すること

❶ **食事時間**：バラツキがあると欠食・間食・まとめ食いなどにつながりやすい。
❷ **欠食**：朝食抜き，朝昼兼用などの食習慣がないか。
❸ **間食**：菓子類の過剰摂取はないか，欠食した空腹感から次の食事までに間食をしてしまうという悪循環はないか。

❹**まとめ食い**：1食あたりの食事量が多すぎないか，朝昼を軽く済ませ夕にまとめて食べるという習慣がないか。

❺**偏食**：肉類中心，野菜嫌いなどの偏食はないか。

❻**飲酒**：アルコールの摂取量・頻度はどうか。飲酒を優先し，食事をほとんど摂らない，という習慣はないか。

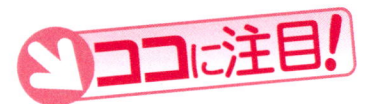

ココに注目！

	項目名	診断と基準値	
栄養状態の評価	体重（BMI）	低体重：18.5 未満 肥満：25 以上	
	ウエスト周囲長（cm）	内臓脂肪型肥満の指標： 男性 85 以上，女性 90 以上	→ ❶
	上腕三頭筋部皮下脂肪厚（mm）	男性 8.3，女性 15.8	→ ❷
	上腕筋囲（cm）	男性 24.8，女性 21.0	
	総蛋白（g/dL）	6.5 〜 7.9	
	アルブミン（g/dL）	3.5 〜 5.0	
肝機能	AST（IU/L）	8 〜 38	
	ALT（IU/L）	4 〜 44	
	γ-GTP（IU/L）	16 〜 73	
	コリンエステラーゼ（IU/L）	168 〜 470	
耐糖能	HbA1c		→ ❸
	空腹時血糖		
脂質異常	中性脂肪（mg/dL）	50 〜 149	→ ❹
	総コレステロール（mg/dL）	120 〜 220	
	HDL-C（mg/dL）	低 HDL-C 血症：40 未満	
	LDL-C（mg/dL）	境界域高 LDL-C 血症：120 〜 139 高 LDL-C 血症：140 以上	
鉄貯蔵	フェリチン		→ ❺

とくに注意・確認すること

❶ただし，腹水貯留による場合を除く。

❷基準値の 80 〜 90％は軽度，60 〜 80％は中等度，60％以下は高度の栄養障害。

❸糖尿病診断基準に準じる。

❹ 150mg/dL 以上は高 TG 血症

❺高値の場合には鉄制限を実施。

栄養プランニング

バランスの良い食事を3食きちんと摂ることを基本とし，患者ごとの必要量に合わせた指導を行います。

●プランニング時のチェックポイント

エネルギー：標準体重あたり 25〜35kcal/kg/ 日を目安としますが，耐糖能異常・糖尿病合併がある場合は，糖尿病の食事療法に準じます。

たんぱく質：1.0〜1.5g/kg/ 日（蛋白不耐性がある場合は，0.5〜0.7g/kg/ 日＋肝不全用経腸栄養剤）とし，摂取量や食習慣，アンモニア値などの推移をみて調整します。

脂肪：摂取エネルギーの 20〜25％とし，NASH などの脂肪性肝障害の場合は 20％以下に制限します。

食塩：減塩を基本とし，腹水・浮腫（既往歴も含む）がある場合は，5〜7g/ 日に制限します。

食物繊維：便秘は腸管でのアンモニア産生を助長させ，高アンモニア血症につながるため，食物繊維を十分に摂取するよう促します。

アルコール：原則として禁止します。

分割食・夜食療法：分割食（4〜6回 / 日）や夜食療法（late evening snack: LES）の適応がある場合には，必要栄養量内で調整します。

　※LES: 200kcal 程度の夜食や，分枝鎖アミノ酸（BCAA）製剤の就寝前投与

鉄制限：NASH で血清フェリチンが高値の場合には，鉄制限を行います。ただし，鉄を多く含む食品の除去を意識するあまり，たんぱく質や亜鉛などが不足する恐れがあり，鉄以外の栄養素の摂取状況にも注意が必要です。

●バランスの良い食事

❶主菜
❷ごはん・パン・麺類など
❸副菜
❹汁物
❺乳製品・果物

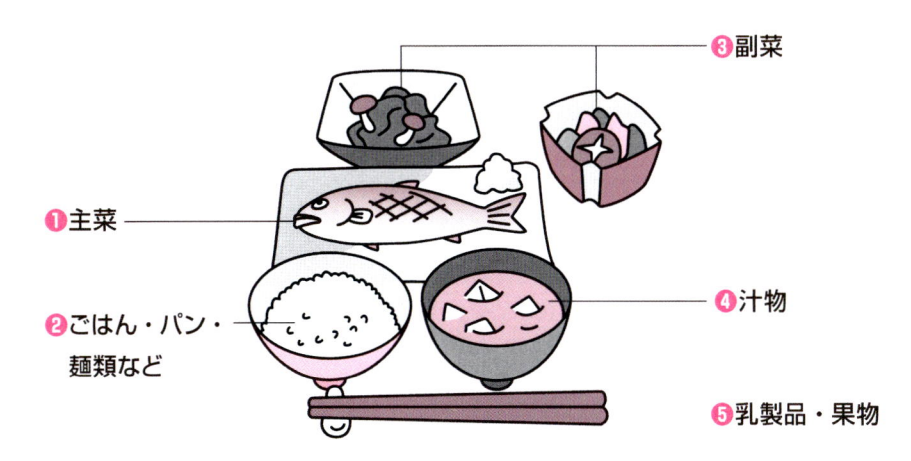

❶主菜：肉，魚，卵，大豆製品などを使用し，1食につき1品程度。「1日の合計は手秤にて両手に収まる量（**手秤の図**）」など目安を示し，日頃の摂取量が適切であったかを振り返る。

❷ **ごはん・パン・麺類など**：主食の重複は避けるよう指導（おにぎり＋うどん，寿司＋そば，炒飯＋ラーメン，パン＋パスタ，など）。また，芋類の過剰摂取がないかについても確認。精製された糖類を控え，精製されていない穀類などから摂取するよう勧める。

❸ **副菜**：野菜・きのこ・海藻などを使用し，1食につき1～2品。おもにビタミン・ミネラル・食物繊維を補う。

❹ **汁物**：野菜・きのこ・海藻類をたっぷりと使用し，副菜の1品とする。具だくさんにして調味料の使用量を減らすなど，減塩の工夫についても指導。毎食汁物や漬物を食べる習慣がある患者については，汁物・漬物・佃煮・塩蔵品などの塩分を多く含む食品については1日2品程度とし，摂取頻度を減らすよう促す。

❺ **乳製品・果物**：1日に各1回程度を目安とする。

● **手秤の図**

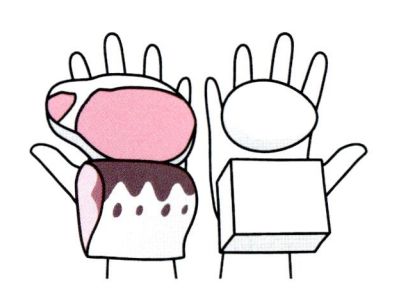

栄養モニタリング

● モニタリング時のチェックポイント

食習慣
- ☐ 摂取栄養量の確認
- ☐ アルコール・間食（菓子類）の制限
- ☐ 規則正しい食事摂取
- ☐ 分割食・夜食の実施状況(LES) ❶

- ☐ 外食・中食の利用頻度・内容の変化
- ☐ 食事バランスの是正

生活習慣
- ☐ 運動習慣
- ☐ 排便状況
- ☐ 体重管理 ❷
- ☐ 血糖管理

とくに注意・確認すること

❶ **LESの実施状況**：計画した分割食・夜食療法が行われていない場合は，その必要性について再度説明する。また，無理なく続けられるよう，実施可能な方法を相談する。

❷ **体重管理**：過体重が是正されていない場合は，食事量が適正か，間食や夜食をしていないか（分割食・LESを除く），アルコール摂取状況，運動療法を実施しているか，などを確認する。

各論：他の疾患を合併する場合の病態の特徴と栄養ケア

Q&A ～患者・家族の疑問に答える～

キーワード　サプリメント，夜食療法，鉄制限

健康食品やサプリメントの摂取は主治医に相談してから

Q：何か肝臓に効く食品を摂りたいと考えているのですが，ウコンなどを摂った方がよいですか？

A：ウコンやシジミなどの健康食品には，鉄分を多く含む場合があるため，過剰摂取には注意が必要です。健康食品やサプリメントの摂取をする際は，事前に主治医に相談しましょう。

夜食療法について

Q：夜食にはどんなものを食べればよいですか？

A：おにぎり，ふかし芋，クラッカーに牛乳などの飲み物を組み合わせるなど，手軽に準備ができて，摂取しやすいものがおすすめです。また，BCAA製剤を就寝前に摂取することでも代用できます。

果物，お茶，コーヒーは摂取するタイミングに注意

Q：鉄制限とは，何に注意すればよいのですか？

A：鉄分の多い食品を，鉄分の少ない食品に置き換えて摂取量を減らしましょう。また，果物のようにビタミンCを多く含む食品を摂ると鉄の吸収が良くなるため，一緒に摂ることは控えます。反対に，タンニンを含むお茶やコーヒーは鉄の吸収を阻害するため，食事と一緒に飲みましょう。

●これだけは忘れない！　糖尿病との関連

糖尿病や肥満を合併する場合は，糖尿病食に準じた摂取エネルギーの適正化を行い，体重過多を是正する。また，まとめ食いをやめる，吸収のよい糖類（砂糖・菓子類・果物）を控えるなど，食後血糖値の上昇にも配慮が必要である。

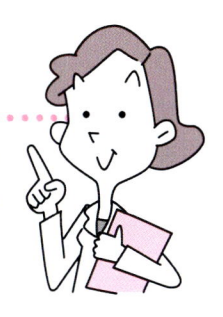

（風張 純美・大岡 智子）

●文献●
1) 寺井崇二ほか：加齢と非アルコール性脂肪性肝炎（NASH）について．最新医学 66(4): 84-92, 2011
2) 石橋俊：加齢とインスリン抵抗性．最新医学 66(4): 28-31, 2011
3) 笹子敬洋ほか：肥満・糖尿病におけるインスリン抵抗性のメカニズム　肝臓を中心に．最新医学 67(1): 71-76, 2012
4) 利光久美子：肝硬変．ニュートリションケア 2010年秋季増刊（通巻19号）: 215-217, 2010
5) 日本肝臓学会編：NASH・NAFLDの診療ガイド 2010. 東京，文光堂，2010

12 膵疾患

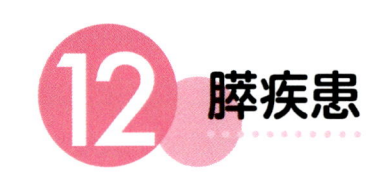

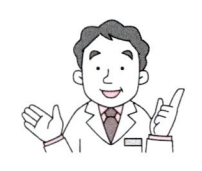

病態の特徴

1 病態生理

　膵臓は栄養素の同化にかかわるインスリンなどのホルモンを産生する内分泌機能と，栄養素の消化管内での消化を担う消化酵素の外分泌機能をあわせ持った臓器です。膵は内分泌機能としてインスリン，グルカゴンを分泌して血糖コントロールの中心を担う一方，外分泌機能として消化酵素としての膵液を産生し，炭水化物・たんぱく質・脂質の消化吸収に関与しています。そのため膵機能が低下すると耐糖能異常および栄養吸収障害が現れ，栄養状態の悪化をきたします。また，糖尿病は膵がん発症に関与するといわれています。その機序としてはいくつかの説がありますが，一つは正常膵実質破壊によるインスリン分泌低下です。もう一つは膵がん組織由来の物質によるインスリン分泌抑制およびインスリン抵抗性の増悪の可能性が報告されています。そのため膵がん切除後は，耐糖能が改善する例もあることが報告されています[1]。

2 診断基準

　糖尿病患者の膵疾患は，炎症性（急性膵炎，慢性膵炎），腫瘍性（膵管がん，膵島腫瘍，膵嚢胞性腫瘍），膵外傷のほか手術にともなう膵切除後など多岐にわたります。急性膵炎，慢性膵炎，自己免疫性膵炎は，CT，MRIなどの画像検査，血液検査などの複数の項目からなる診断基準があります。一方，腫瘍性疾患は画像検査を中心に診断され，膵がんではガイドラインでも膵液，膵組織検体を採取した病理診断，細胞診断により確定診断が望ましいとされています[2]。

3 疾患と糖尿病との関係

　糖尿病患者を診る際は，膵疾患をともなうかどうかを評価する必要があります。膵疾患にともなう耐糖能異常は膵性糖尿病と言われますが，厳格な診断基準はありません。日本糖尿病学会の「糖尿病の分類と診断基準に関する委員会報告」では，膵性糖尿病は膵外分泌疾患（膵炎，膵外傷，膵切除，膵腫瘍，膵ヘモクロマトーシス，先天性膵形成不全など）によるものと位置づけられています[3]。典型的なものとしては膵全摘後，慢性膵炎非代償期があり，いずれも膵機能が荒廃しています。インスリンのみならずグルカゴンの分泌不全もともなうため，通常の糖尿病に比べて血糖コントロールが困難になり，消化酵素不足のため栄養消化吸収障害をもたらします。その際には厳格なインスリン注射と十分量の消化酵素補充療法を行います。その他の膵疾患においても同様に内分泌機能（耐糖能），外分泌機能（消化吸収能）の評価を行い，適宜補充療法を行います。

一方で，糖尿病そのものが膵がんの発症に関与している可能性が指摘されています。近年，肥満や糖尿病は，いくつかの種類の発がんへの関与が示唆されており，インスリン抵抗性による高インスリン血症が一因と考えられます。またインスリン抵抗性改善作用のあるメトホルミンに比べ，インスリン分泌を促進するSU薬やインスリン製剤そのものによる治療は発がん促進に働く可能性があるとも指摘されています。日本膵癌学会の全国統計において，2cm以下のTS1膵がん症例44例中，耐糖能異常を19例43％に認め，耐糖能異常を認めた症例のうち74％は3年以内に発症，3年以上経過した症例ではその60％に耐糖能異常増悪を契機に発見されています。また，膵がん患者187例での検討で，先行2年以内の糖尿病発症が52.5％と高率に認められているとの報告もあります[4]。糖尿病発症および増悪して2年間には，とくに膵がんの発症がないか留意する必要があります。

4 高齢者の特徴

加齢による膵臓の萎縮により，膵機能低下をきたします。高齢者では内分泌機能（インスリン分泌能）が低下します。一方，外分泌機能（消化酵素としての膵液分泌）は，膵残存機能が10～20％まで障害されないと症状が出現しないとされており，加齢のみで臨床的に影響を与えることは少ないと考えられています[5]。一方で，60～70歳代に発症ピークがある膵がんが背景にあることもあります。耐糖能異常発症早期および増悪を認めた際には，膵がんの発症がないか注意する必要があります。

（山井 琢陽・片山 和宏・石川 治）

● 文献 ●
1) 高森啓史ほか：耐糖能異常からみた膵癌診断．胆と膵 27(3)：135-140, 2006
2) 五十嵐久人ほか：膵疾患の診断のすすめ方．臨牀と研究 87(10)：1359-1366, 2010
3) Kawabe K et al: The current managements of pancreatic diabetes in Japan. Clin J Gastroenterol 2: 1-8, 2009
4) 江川新一ほか：膵癌登録報告2007ダイジェスト．膵臓 23(2)：105-123, 2008
5) 乾和郎ほか：胆膵機能からみた高齢者の定義に関する検討．日本高齢消化器医学会議会誌 3(2)：22-27, 2001

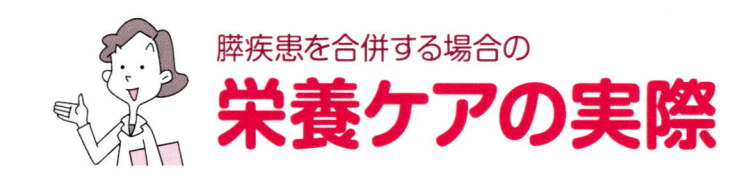

膵疾患を合併する場合の栄養ケアの実際

◆急性膵炎の栄養ケア

　急性膵炎発症時は重症度に基づく治療が行われ，絶食，絶飲とし，電解質・糖を主体とした中心静脈栄養や経腸栄養が施行されます。改善すれば水分摂取から開始し，流動食を数日試みたうえで，硬さを増した粥食を段階的に数日間ずつ慎重に進めていきます。食事内容は低脂質（10g/日以下）とし，順調な食事摂取が可能ならば30g/日まで増量します。栄養食事指導では，規則正しく，過食を控えるなどの食生活の基本を指導し，再発予防を図ります。

◆慢性膵炎の栄養ケア

　慢性膵炎では膵液分泌量の低下から消化吸収不全が，インスリン分泌不全から膵性糖尿病が発症し，高頻度で耐糖能異常がみられます。この場合，必要以上のエネルギー制限や血糖調節に固執せず，早期よりインスリン療法を導入し，総エネルギーは「30kcal/kg理想体重」を目安に算出します。インスリン投与中は空腹時低血糖が起こりやすいので，その対応，とくに夜間の低血糖発作を回避するための対策（就寝前の夜食励行など）を指導します。

　なお脂質摂取量は代償期で腹痛があれば20g/日以下，安定期なら30～40g/日まで増量し，消化のよい植物性脂質を勧めます。栄養食事指導では飲酒の禁止が大前提であることを説明し，不規則な食事や過食を避け，カフェインや炭酸飲料，香辛料も控えます。

◆膵がんの栄養ケア

　慢性膵炎で耐糖能の急激な変化，血糖コントロール不良がみられる場合は，膵がんの併発を考えます。担がん患者においては，栄養状態が予後やQOLを大きく左右することが明らかとなってきています。しかし，がんの病態や状態は患者個々で異なるためオーダーメイド的な対応が必要となり，医療の個別化にあわせて患者個々の病態や治療目標に応じた内容で，栄養ケアを確立させていくことが課題となります。

　具体的には栄養食事指導や，栄養に関するカウンセリングを行うなかで，患者の意思を尊重し，場合によっては食事制限の負担感を減らして自由度を増やし，患者QOLを向上させることも必要となるでしょう。とくに，膵がん手術後などはQOLの低下が考えられるため，患者自らに自分の食に対する意欲を持ってもらえるよう，患者の意向と医療者側の責任との整合性をとりながら実施していくことになります。

　以下に膵がん手術後に糖尿病を発症，あるいはすでに糖尿病を発症している膵がん手術症例に対して，手術後の栄養管理にカーボカウント法（以下CC）を部分的に導入して血糖管理を実施した例を示します。膵がんにCCを導入してアウトカムがよくなるというエビデンスが証明されている訳ではありませんが，膵がんに対する栄養ケアの検討症例として紹介します。

◆カーボカウント法

　カーボカウント法（CC）では，ブドウ糖にまで代謝される時間が短く，食後膵臓からのインスリン分泌促進の主体となる炭水化物に着目し，食事中の炭水化物量を計算することで，毎食事ごとのインスリン投与量（超速効型インスリンあるいは速効型インスリン）を調整する補助とするものです．元来，小児学童を含む１型糖尿病患者の短期血糖管理方法として，食事と血糖値とインスリンの関係をわかりやすくした自己管理方法として紹介されましたが，現在では自己血糖測定の普及にともない，２型糖尿病でも応用され始めています．

　CCにおいては，脂質やたんぱく質の細かい計算はしないので，食生活にゆとりが持てるなどの利点があります．脂肪やたんぱく質を無視した食事ではありませんので，この利点を生かして担がん高齢糖尿病患者が受け入れ可能であれば，CCの応用は有効であろうと考えられます．簡便で高い利用価値を維持するためには，摂取カロリーや栄養バランスはCCを指導する管理栄養士が担当するのが好ましいでしょう．

◆膵がん手術後にCCを一部導入した症例

　本症例では，もともと食品交換表を活用した食事療法が実践され，問題なくコントロールされていましたが，膵がん手術後に用いられる補食に対する血糖管理にCCを活用しました．手術後は摂食可能なものが限られて極端にQOLが低下します．しかし，CCを部分的に導入した本例では，患者自らも間食を含めた糖質摂取に対して自分の意思を反映できることから，治療としての食事療法に対してポジティブな前向き感をもたらし，高い満足度の期待できる食生活が可能となりました．以下に，本症例に対して実施した栄養食事指導を含めて，栄養管理実務を簡潔に記述します．

◆症例でたどる栄養アセスメント・プランニング・モニタリング

検討症例：72歳，男性，入院時体重52kg（BMI: 17.2 kg/m²），入院前よりインスリン療法が施行され，ヒューマログ®ミリオペン毎食注，食前血糖値により適宜インスリン量を調整するスライディングスケールが実践されていた．膵体尾部切除術施行後は順調に回復し，約２カ月後に退院．入院前の食事療法は「糖尿病食事療法のための食品交換表」の考え方で内容・量ともに問題なく実践されていた．

栄養アセスメント

とくに注意・確認すること

- **体重**：がん腫による栄養消費や摂食障害などにより体重減少をきたすことが多く，また糖尿病の増悪によっても体重減少をきたすことがあるので，BMIとともに診断する．

- **治療法**：患者の薬物療法に対する考えや経験，さらに薬物の種類・回数や時間などの確認をする。
- **血液生理・生化学検査値**：HbA1c 値，空腹時血糖値，食後 2 時間血糖値などについて『糖尿病治療ガイド』に準じて評価する。
- **栄養素等摂取状況**：食事摂取量を調査し栄養素等摂取量ならびに栄養組成比率を算出する。

栄養プランニング

- **摂取エネルギーの決定**：標準体重 1kg あたりの身体活動量を参考に，摂取エネルギー量を算出する。がんの集学的治療に備え，患者に体力増強のため体重を増加させたいという意向がある場合は，主治医と協議して総エネルギー量を決定する。
- **摂取エネルギーの振り分け**：1 日の総エネルギー量を 3 回の食事で摂取するエネルギー量と，補食で摂取するエネルギー量に振り分け，補食は，どんな食品で摂るかを患者とともに検討する。
- **CC の説明および指導**：炭水化物量（カーボ）の数え方，食品中のカーボ量の読み取り方，インスリン／カーボ比の算出，インスリン効果値の計算，食事前のインスリン量の計算などについての指導計画を立てる。患者が補食したいと希望する食品のカーボ量を調べ，カーボカード（炭水化物 10g ＝ 1 カーボ）を作って指導するなど，患者の年齢や理解力に合わせた具体的な指導方法を計画する。

　手術後の体重減少に対して患者自身の自発的意思を取り入れ，1 日 3 回の食事に 2 回の補食を追加した。三度の食事は食品交換表の考え方で実践し，2 回分の補食（400kcal 程度）については CC を導入して補食のたびにインスリン 2 単位（インスリン／カーボ比は 0.5）を注射することとした。補食については，食品ごとに重量や個数を具体的に説明した。説明は外来診察時や電話により随時対応した。補食の内容は，開始当初は「おにぎり」や「オリーブオイルを浸した食パン」などを選んで食べておられたが，携帯しやすいという理由から，「おかき」や「クッキー」，「甘納豆」，「あんぱん」なども選んで食べられるようになった。また，補食として栄養補助食品の摂取も勧めた。

栄養モニタリングとアウトカム

- 療養中は，体重を維持することを優先して，食事量および補食量を検討する。
- 食事量および補食量などの増大が血糖コントロールの悪化をもたらすことが多いので，薬物療法を積極的に行って血糖コントロールを図る。
- 緩和ケアが中心となっている場合は，高血糖リスクとともに低血糖リスクも考慮に入れる。
- 基本的には食事量や活動性を考慮して，通常よりはやや高めの血糖値（140 ～ 180mg/dL の範囲内を目標）を維持する。

体重が手術後15カ月（CC導入後7カ月）で55 kg（BMI: 18.3 kg/m^2）となり，手術前より3kg増加した。空腹時血糖値は，術前術後を通しておおむね良好にコントロールされており，HbA1c値は，貧血その他の影響もあるので明らかではないものの，おおむね良好と評価。退院後の治療による食欲不振はみられず，かつ活動性が高かったため，運動不足による倦怠感も惹起されなかった。患者は，もともと血糖コントロールに大した問題がなかったこと，運動療法が行われていたことなどで，不適切な栄養管理による問題もなくQOLを向上させ，その結果として予後や健康寿命の延長といった前向きな期待感が高まり，闘病姿勢を改善することができた。

◆担がん糖尿病患者の栄養ケア

がん患者に対する栄養ケアでは，がんの進展にともなう複雑な栄養不良症候群である悪液質に対するものと，不適切な栄養管理（膵がんであれば血糖コントロール不良など）に対する栄養サポートとがあります。前者は補正が困難なこともありますが，後者は一般に適切な栄養管理を実施することで回避が可能とされています。すなわち，悪液質が進展していなければ，栄養サポートによってQOLを向上させることが可能となります。また膵がんなどの消化器がんの場合には，悪液質による代謝異常や栄養障害による栄養不良だけでなく，消化管狭窄・閉塞などによる栄養障害がみられます。このような場合でも，早期から栄養ケアを行うことで，悪液質以外の要因によって生じる栄養障害を最小限のものとし，栄養不良の進展を抑え，QOLを向上させることができるとされています。

●これだけは忘れない！ 糖尿病との関連

膵がん闘病中や術後には，患者の意向と医療者側の責任との整合性のもとで栄養管理を実施する。そうすることで，血糖管理を目的として導入するCCが結果として患者のQOLを向上させ，患者自らが自分の食に対して意欲を持つ効果も期待できる。

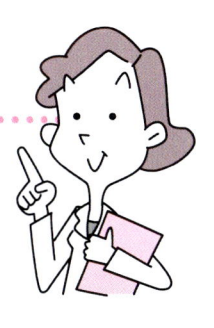

（福田 也寸子）

●文献●
1) 日本病態栄養学会編：改訂第4版認定病態栄養専門師のための病態栄養ガイドブック．大阪，メディカルレビュー社，2013
2) 大阪市立大学大学院医学研究科発達小児医学教室，大阪市立大学医学部附属病院栄養部編：糖尿病のあなたへ かんたんカーボカウント 豊かな食生活のために 改訂版．大阪．医薬ジャーナル社，2011
3) がん患者の血糖管理：Novo Nordisk Pharma Ltd.Online DITN 第386号 2010年5月5日発行
4) 東口高志：がん悪液質の代謝動態からみた栄養管理．臨床栄養 113(5)：602-607, 2008

13 骨粗鬆症

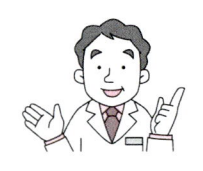

病態の特徴

1 病態生理

　骨粗鬆症とは，骨の脆弱性が高くなり骨折が起こりやすくなる疾患です。原因には骨密度（骨量）の低下と骨組織の微細構造（骨質）の異常が挙げられています。加齢，閉経などによる女性ホルモン（エストロゲン）低下により骨吸収（骨細胞の破壊）が亢進し，骨形成が低下するために骨量が低下します。その他，骨量低下には，栄養（カルシウム，ビタミンD），低体重，運動不足，喫煙，アルコール過剰摂取，遺伝（両親の骨折歴）など，種々の危険因子が関わってきます。これらが原因で，特定の原因によるものではないものを原発性骨粗鬆症，一方，特定の疾患のために骨粗鬆症を合併する場合は続発性骨粗鬆症と診断されます。たとえば，子宮筋腫，前立腺がんの治療により性腺機能が低下し，そのために骨密度が減少する場合は続発性骨粗鬆症となります。糖尿病の場合，骨量は急激に低下するとは限りませんが，骨質の異常により骨折が増加する場合，続発性骨粗鬆症に分類されます。

　骨粗鬆症による骨折は，大腿骨近位部の場合，ADLが急激に低下するだけでなく，死亡率は約3倍と高くなります。脊椎の骨折では，胸腹部の体積が押し縮められ，逆流性食道炎などの消化器疾患，心肺機能低下が起こることがあり，QOLが低下し，死亡リスクが上がります。

2 診断基準

　加齢や生活習慣が原因の原発性骨粗鬆症と糖尿病など特定疾患の合併症による続発性骨粗鬆症とに分類されますが，骨軟化症，がんの骨転移などにより低骨量を示す場合は骨粗鬆症ではありません。

　骨粗鬆症の診断は，骨密度値がYAM（若年成人の平均値）の70％未満しかないとき，またはX線像で脆弱性骨折が認められたときで，骨密度値がYAMの70％以上および80％未満，またはX線像で骨粗鬆化（骨が粗く映る）の疑いがあれば骨量減少と診断されます。骨量減少では，骨折リスクは骨粗鬆症に比べると低いのですが，多くの人が骨量減少であるため，実際には骨折する総数はかなり多くなってしまっているのが現状で，骨量減少だからといって安心はできません。

　骨密度の測定は原則として，DXA法（dual-energy X-ray-absorptiometry：二重エネルギーX線吸収法）による腰椎（L2-4），あるいは大腿骨近位部の骨密度を測定します。これらが困難な時は，橈骨，第二中手骨，踵骨骨密度を測定します。

　骨密度のほか，骨吸収と骨形成による骨の代謝速度を知るために，骨代謝マーカーが測

定されます。たとえば，骨吸収が高いときは骨吸収を抑える薬剤を選択したり，治療法が的確であったかどうかを判定したりするために測定します。骨密度の変化をみるには数カ月以上の期間が必要となりますが，骨代謝マーカーによる判定は1カ月で可能です。

3 疾患と糖尿病との関係 (図1)

1型糖尿病の場合，骨量は低下します。骨量値から予想される骨折率は1.4倍と高めですが，実際には6.9倍と高い大腿骨骨折率を示します。このように糖尿病では，骨量値から推定される骨折率をはるかに上回ることから，骨質の劣化により，骨粗鬆症リスクが上昇すると考えられます。椎骨では，非糖尿病と比べると男性では4.7倍，女性で1.9倍，骨折率が高いというデータもありますが，骨密度と骨折率との相関は明らかではありません。2型糖尿病における大腿骨近位部骨折は，同年代の糖尿病でない人に比べ，1.2〜1.9倍の骨折が報告されています。これらの糖尿病では，骨密度が高かったにもかかわらず骨折が多かったのです。

糖尿病において骨折率が上昇する因子として，転倒の増加と骨質劣化が挙げられます。糖尿病に合併する神経障害，視力障害のために転倒頻度が高くなり骨折リスクが上がります。骨質については，材料特性の劣化と構造特性が指摘されます。材料特性では高血糖により糖化された産物 (advanced glycation endproducts：AGEs) が骨の組織中に増加します。たんぱく質が糖化反応（メイラード反応）を受けることで，骨組織のコラーゲン蛋白が糖化され，AGEsの1種であるペントシジンが骨の中に増加します。ペントシジンは，糖化，酸化により作られ，糖尿病の合併症である腎不全，アルツハイマー病，神経変性とも関係しているようです。ペントシジン濃度が骨折リスクに相関するという報告もあります。骨量がそれほど低下しているわけではないのに，骨脆弱性が高まるため，糖尿病の骨折リスクを推測するのは難しいでしょう。

また，2型糖尿病で脛骨，橈骨の皮質面積が低下していることが指摘されています。皮質は骨強度をサポートする部分ですから，これが薄くなることにより骨折リスクが高まるものと考えられます。

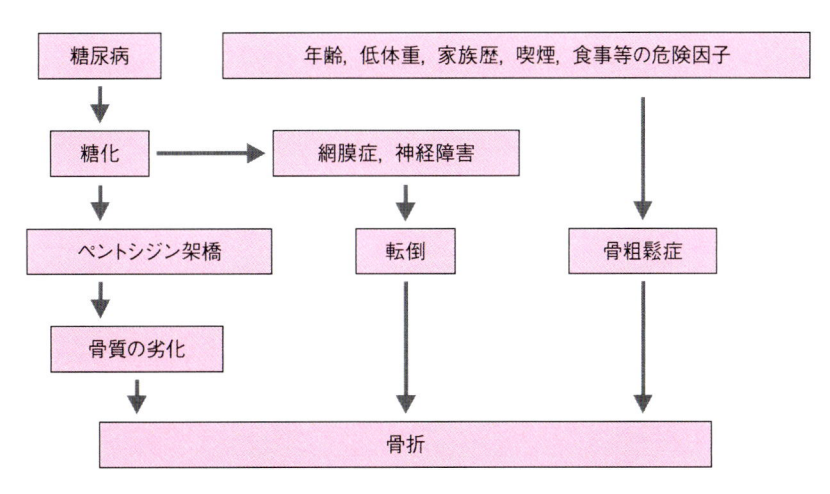

●図1 糖尿病と骨粗鬆症・骨折

4 高齢者の特徴

　骨折は70歳以降に急激に増加します。高齢になると体重減少や活動量の低下により，骨量の低下が起こるだけでなく筋力も低下するので，体のバランスを崩しやすく，転倒頻度が上昇します。同じ骨量でも高齢者は骨折頻度が高くなります。糖尿病高齢者は骨量がさほど低下していなくても骨折リスクが相当高まるでしょう。また，糖化により糖尿病の合併症である糖尿病性腎症，網膜症，神経障害，動脈硬化も促進されるため，これらを合併するときには骨折リスクも高くなると考えられます。このために糖尿病では，骨粗鬆症治療と転倒予防を行うことが重要となります。

〈廣田 憲二〉

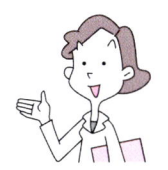

骨粗鬆症を合併する場合の 栄養ケアの実際

◆糖尿病・加齢にともなう特徴と注意点

　健康な女性でも，更年期（50歳頃）になると女性ホルモン分泌の急激な減少が始まり，骨の密度（骨のカルシウムやたんぱく質の量）が急に低下し始めます。男性は，女性より遅れて低下が始まります。これは，骨からカルシウム（Ca）が血液中へ溶け出してしまう（骨吸収）からです。骨量の減少とともに，骨の強度が低下して，骨折しやすくなり，骨粗鬆症が起こるのです。骨の加齢（老化）現象とも考えられますが，症状は骨折です。骨粗鬆症による骨折は，寝たきりや認知症，死亡のリスクを高め，患者のADLやQOLを大きく損ないます。多くの先進諸国では，骨粗鬆症の予防策が進み骨折は減少に転じていますが，日本の骨粗鬆症による骨折は増える一方です。

　骨の密度が若い年代（YAM）より30％以上低下して，骨折のリスクが急激に高まり，骨折がいつ起こるかわからない状態になると，骨粗鬆症と診断されます。骨代謝は，各種のホルモンの影響を受けます。1型糖尿病では，インスリン分泌の減少のため，若くても骨密度が低下し骨粗鬆症になりやすく，骨折の頻度が6〜7倍も高まります。2型糖尿病では，高血糖により，骨を形成するたんぱく質が糖化変性されやすくなり，骨密度の減少というよりも骨の構造変化が起こり，骨の強度が弱くなり，骨折率は上昇します。腸管でのCa吸収を助け，骨代謝に影響を与えるビタミンDやCaも，インスリン作用や筋肉保持に影響があるようです。

　骨粗鬆症は糖尿病の合併症の一つと考えられますが，糖尿病における骨粗鬆症に対する研究や認識はあまり進んでいません。骨の材料となるCa（**表1**）やCa吸収を促進させるビタミンD（**表2**）の摂取，骨の強度を上げる運動が重要となります。糖尿病の高齢者こそ，骨の健康に十分注意しなければなりません。

●表1　カルシウムの豊富な食品

食品名	1回量	カルシウム（mg）
チーズ	6mm厚2切	270
牛乳（低脂肪）	200 mL	270
桜エビ	大さじ2	140
がんもどき	1個	140
小松菜	1鉢	140
ヨーグルト	100 g	120
豆腐	100 g	120
ゴマ	大さじ1	110
イワシ丸干し	1尾	90

（五訂日本食品標準成分表より引用）

●表2　ビタミンDの豊富な食品

食品名	1回量	ビタミンD（μg）
サケ	1切れ	26
シラス干し	30g	14
サンマ	1尾	11
サバ	1切れ	9
ウナギ（蒲焼き）	1/2串	8
マグロ赤身	5切れ	5
カモ	2枚	2
鶏卵	1個	1.5
干しシイタケ	2枚	0.7

（五訂日本食品標準成分表より引用）

◆加齢にともなう食事変化

　高齢になると活動量が減少し，食欲が低下し食事の準備も面倒になるため，朝，昼，夕の食事が不規則になり，間食で食事代わりにしたり欠食したりすることが多くなり，結果として，Caやビタミン D，良質のたんぱく質などが欠乏しやすくなります。また，不規則な食事時間は，インスリン機能を悪くします。Caやビタミン Dを多く含む食品は限られていますので，カロリーバランスを考えながら，食品を選ばなければなりません。

栄養アセスメント

●患者の医療面接時のチェックポイント

食習慣
- □ 朝・昼・晩の食事を規則正しく食べているか ❶
- □ 毎日，牛乳やヨーグルト，チーズを食べているか ❶
- □ 魚類を週に数回食べているか ❷
- □ 肉・魚・大豆類からのたんぱく質は毎日摂れているか ❷
- □ 毎日，野菜は十分摂れているか ❸
- □ 塩分の濃い食事を避けているか ❹
- □ 節酒しているか ❺

生活習慣
- □ 毎日，日照射を浴びているか（約半時間）❷
- □ 規則的に運動しているか ❻
- □ 日常生活で努めて歩き，階段などを利用しているか ❻

その他
- □ 低骨密度ではないか
- □ 喫煙しているか ❺

とくに注意・確認すること

❶ **カルシウム摂取**：Caは日本人に不足しやすい栄養素。欠食するとCaが一層不足する。牛乳や乳製品を摂らなければ，Caの推奨量（650mg/日）を充足するのは困難。低脂肪やCa・ビタミンD添加の乳製品もある。

❷ **ビタミンD・たんぱく質**：魚を摂るか，日照を受けなければ，ビタミンD栄養状態は良好に保持できない。ビタミンDの効果が大いに期待できる糖尿病や骨粗鬆症において，日を浴びる（間接光でよい）ことを薦める。また，骨の形成にはIGF-1（insulin like growth factor）が必要で，良質のたんぱく質を摂ることにより増加する。

❸ **骨質の変性予防**：野菜のビタミン類のほか，フラボノイド，ポリフェノールなど抗酸化物質を摂ることにより，骨質の変性を抑制できる。

❹ **塩分**：ナトリウム（Na）の摂り過ぎは，Caの尿中排泄を促進してしまう。

❺**嗜好品**：喫煙，受動喫煙は女性ホルモン分泌を低下させ，骨折率を上昇させる。また，過度のアルコール摂取は骨折率を上昇させる。

❻**運動**：筋肉を使うことにより骨形成が刺激され，Ca吸収も高まる。

栄養プランニング

●プランニング時のチェックポイント

食習慣	生活習慣	その他
□日に3度の食事時間を決めて，栄養バランスを考えた食事を摂る	□週1回以上の運動習慣	□骨密度の測定，あるいは骨代謝マーカーの測定を行う
□毎日，牛乳・ヨーグルト・チーズから必ず1品以上摂る	□毎日，歩く習慣	□禁煙に努める
□魚料理を少なくとも2日に1回食べる	□毎日，間接光（窓際）でよいので日照射を半時間浴びる	□受動喫煙を避ける
□肉・魚・大豆類からのたんぱく質を日に2回以上食べる		
□野菜は毎食食べる		
□薄味にする		
□漬物，塩干物や佃煮は控える		
□節酒		

栄養モニタリング

●モニタリング時のチェックポイント

食習慣	生活習慣	その他
□カルシウム摂取量の増加	□週1回以上の運動習慣	□骨密度あるいは骨代謝マーカーのモニタリング
□ビタミンD栄養状態（魚類摂取あるいは日照から）の適正化	□生活活動量の増加	□禁煙
□塩分摂取の制限	□日照射時間の増加	

Q&A ～患者・家族の疑問に答える～

> **キーワード** 骨密度測定，骨の強度

骨密度測定および骨の強度

Q：骨密度が少し低いと言われましたが，骨粗鬆症とは診断されませんでしたので，骨は大丈夫ですね？

A：いいえ，糖尿病の方は，骨密度がそれほど低くなくても，骨質の劣化により骨は弱くなっています。骨の強度を上げるためには，血糖コントロールを良くすることのほか，Ca，ビタミンDを十分摂ること，運動することが大事です。これらを毎日，実行することにより，骨の強度は高められます。

Q：骨折は起こっていませんが，歳とともに背が低くなってきました。これは骨粗鬆症と関係あるのでしょうか？

A：骨粗鬆症により背骨に圧迫骨折が起こり，背が低くなっている可能性があります。脊椎のX線をとれば，骨折があるかどうか判明します。脊椎の圧迫骨折は，糖尿病の男性は糖尿病ではない人の4～5倍，女性で2倍近くの頻度でみられるようです。

Ca摂取と食品交換表

Q：Caを十分摂るには，牛乳など食品交換表の表4を2単位以上摂らなければならない気がします。1.5単位までと指示されていますが，どうなんでしょうか？

A：最近では，CaもビタミンDも強化された乳製品が販売されています。これらを利用されてはいかがでしょうか。1.5単位で，CaとビタミンDが十分摂れます。

カルシウムの吸収率

Q：小魚の骨をよく食べるので，Caは十分摂れていると思うのですが……？

A：残念ですが，小魚の骨のCa吸収率は高くありません。Caは水溶性にならないと吸収できないからです。しかし，小魚には骨や血管を丈夫にするビタミンD，ω-3脂肪酸やビタミンB群も多いのでお勧めです。ただし，塩分を控えた調理法にしてください。塩分過多は，せっかく摂ったCaを尿中へ排泄させます。

ビタミンDの摂り方

Q：魚は嫌いです。シイタケを天日干しするとビタミンDが多くなると聞きました。天日干のシイタケを食べればビタミンDは十分摂れますか？

A：天日干しにより，シイタケのビタミンDは増えますが，食べられる量は数グラムですので，トータルとしてのビタミンD摂取量はそれほど多くありません。シイタケの代わりに，ご自身を日光照射させることのほうが，よほど効率が良いと言えます。間接光でかまわないので，身体の一部を日に当てるよう心がけましょう。美白ばかりが流行してしまっていますが，ビタミンDには各種の生活習慣病の予防効果や転倒予防効果もあります。

●これだけは忘れない！ 糖尿病との関連

糖尿病では，血管系の合併症ばかりが注目されているが，実は，骨代謝にも異変が起こっており，糖尿病の薬剤による悪影響も報告されている。骨の代謝を正常に保つためには，栄養と運動は欠かせない。筋肉トレーニングも効果的。

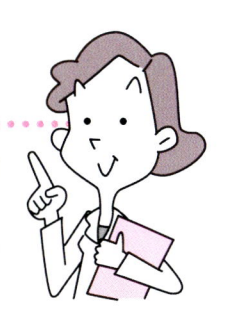

（廣田 孝子）

14 ロコモティブシンドローム

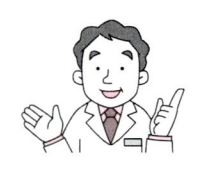

病態の特徴

1 病態生理

ロコモティブシンドローム（運動器症候群，通称ロコモ）とは，運動器の障害により要介護になるリスクの高い状態で，運動器の機能障害およびその予備群を含む概念です。ロコモティブシンドロームの原因は，大きく分けると「加齢による運動器疾患」，「加齢による筋力低下（サルコペニア）」（p.123），「加齢によるバランス能力低下」の3つに分類できます。運動器疾患のなかでも，とくに骨粗鬆症，変形性膝関節症，変形性脊椎症の頻度が高くなっています。

変形性関節症とは，加齢などにともない関節軟骨が摩耗し，関節裂隙の狭小化，疼痛，関節可動域制限などを認める疾患です。変形性膝関節症では，膝関節軟骨や半月板が退行変性し，膝関節に疼痛，変形，関節可動域制限などを認めます。変形性脊椎症では，椎間板と後方の左右一対の椎間関節が退行変性し，疼痛や脊柱管狭窄症による神経症状などを認めます。

2 診断基準

ロコモティブシンドロームの診断には，ロコチェック（**表1**）とロコモ25[1]があります。ロコチェックは，7つの質問のうち1つでも該当する場合，ロコモティブシンドロームの疑いがあると判断するスクリーニングです。

ロコモ25は，25項目の質問で構成され，16点以上の場合にロコモと評価するツールです。ロコモの正確な診断には，ロコモ25を使用します。地域検診を受診した高齢者（平均年齢77歳）のうち，21～23%がロコモティブシンドロームと判定されたというデータもあります。つまり，高齢者の4～5人に1人がロコモティブシンドロームと考えられます。

●表1　ロコチェック

- 片脚立ちで靴下がはけない。
- 家の中でつまずいたり滑ったりする。
- 階段を上るのに手すりが必要である。
- 横断歩道を青信号で渡りきれない。
- 15分くらい続けて歩けない。
- 2kg程度の買い物（1Lの牛乳パック2個程度）をして持ち帰るのが困難である。
- 家の中のやや重い仕事（掃除機の使用，布団の上げ下ろしなど）が困難である。

3 疾患と糖尿病との関係

　糖尿病では，変形性関節症を認めることが多いです。その大きな要因として肥満があります。肥満を認めると糖尿病だけでなく，変形性膝関節症や変形性脊椎症を合併しやすくなります。ロコモティブシンドロームで身体活動量が減ると，糖尿病のコントロールにも悪影響を与えます。サルコペニアでは，筋量減少からインスリン感受性の悪化が起き，糖尿病のリスクとなります。サルコペニアと骨粗鬆症は，同時に認めることが多いです。

4 高齢者の特徴

　加齢によって運動器疾患，筋力低下，バランス能力低下を認め，転倒しやすくなります。バランス能力低下の背景には，姿勢の問題があります。加齢によって脊椎後弯が起こりやすくなり，体幹が前屈します。この前傾を骨盤の後傾で代償し，さらに股関節伸展，膝関節屈曲，足関節背屈で立位姿勢を保持します。この姿勢では重心線が足圧中心より後方にシフトしているため，後方に転倒しやすくなっています。また，加齢による体性感覚の低下や老眼，白内障もバランス能力を低下させます。

　ロコモティブシンドロームのトレーニングとして，開眼片脚立ちとスクワットの2種類があります。開眼片脚立ちは，左右1分間ずつ1日3回行います。スクワットは椅子座位から1セット5～6回で1日3回行います。

（若林　秀隆）

●文献●
1) 日本運動器科学会ホームページ　http://www.jsmr.org/documents/locomo_25.pdf

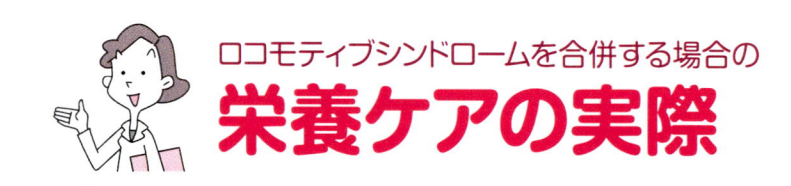

ロコモティブシンドロームを合併する場合の 栄養ケアの実際

◆ 糖尿病・加齢にともなう特徴と注意点

　　ロコモティブシンドローム（運動器症候群）は，加齢による骨，関節，筋肉，それらを制御する神経システムの機能低下が総合的に関連します。とくに糖尿病では，肥満の合併や糖尿病神経障害により運動機能に制限がかかることで，身体活動量が減り糖尿病のコントロールに悪影響を与えます。また，筋力低下（サルコペニア）によるインスリン抵抗性によっても血糖コントロールが難しくなります。運動器の障害予防には，骨や筋肉の強化ばかりでなく，適正なエネルギー摂取により肥満や糖尿病を予防したうえで，カルシウム，ビタミン，たんぱく質への適切な摂取量を確保することが重要となります。

栄養アセスメント

● 患者の医療面接時のチェックポイント

食習慣	生活習慣	その他
□ つい食べすぎてしまう❶	□ 運動習慣がない	□ 現在，最高体重である
□ 外食・飲酒が多い❶	□ 車での移動が多い	□ 体重の増減を繰り返している
□ 菓子類が好き❶	□ 生活活動量が少ない	□ 合併症の有無
□ 魚・肉・大豆製品が少ない❷		
□ 乳製品・果物を摂らない❷		
□ 野菜・海藻類が少ない❷		
□ 夕食時間が遅い		
□ 深夜に食事・間食をする		

とくに注意・確認すること

❶ **食べすぎ**：とくに外食や飲酒の量や頻度が多かったり，菓子類が好物である場合，エネルギー過剰になりやすく，結果として肥満を引き起こします。そのような習慣がないか，摂取量はどの程度であるかを確認します。

❷ **栄養バランスの偏り**：外食や嗜好品の摂取習慣がなく，肥満がない場合でも，栄養バランスに偏りがある場合，筋量や骨に影響が出てきます。できるだけ具体的に食事内容を聞き取り，不足している栄養素がないか確認します。

❸ **信頼関係を築く**：治療は長期間にわたるため，患者や家族との信頼関係を築くことが治療効果にも影響します。患者の希望や目標がかなうようにサポートしていきます。

ココに注目！

項目名	診断と基準値
BMI（kg/m²）	肥満：25 以上 低体重：18.5 未満
インスリン抵抗性指数（HOMA-R）	インスリン抵抗性あり：2.5 以上
血圧（mmHg）	至適血圧：収縮期血圧 120 未満 かつ拡張期血圧 80 未満 正常血圧：収縮期血圧 120〜129, 拡張期血圧 80〜84
TG（mg/dL）	高 TG 血症：150 以上
総コレステロール（mg/dL）	冠動脈疾患（−）：200 未満 冠動脈疾患（＋）：180 未満
LDL-C（mg/dL）	冠動脈疾患（−）：120 未満 冠動脈疾患（＋）：100 未満

→ ❶（BMI・HOMA-R）
→ ❷（血圧・TG・総コレステロール・LDL-C）

とくに注意・確認すること

❶ **BMI**：肥満かつ HOMA-R が 2.5 以上の場合，インスリン抵抗性が存在すると考えられる。

❷ **血圧・脂質**：糖尿病による合併症の有無を確認する。TG が高値の場合，糖質（菓子類やアルコール）の摂取過剰が推測される。

栄養プランニング

とくに注意・確認すること

- **摂取エネルギー量の適正化**
  摂取エネルギー量（kcal/日）＝標準体重（kg）×25〜35（kcal/kg/日）

- **たんぱく質摂取量**
  たんぱく質＝標準体重（kg）×1.0〜1.2（g/kg/日）

- **カルシウム**：牛乳・乳製品などカルシウム（Ca）が豊富な食品を毎日摂るようにします。食事中の Ca が不足すると，副甲状腺ホルモンの分泌が増加し，骨から Ca が溶出するため，骨折しやすくなります。

- **緑黄色野菜・果物**：日頃から緑黄色野菜，果物を摂取するようにします。ビタミン K は骨折のリスクを低下させるとされており，皮膚・骨・軟骨などに含まれるコラーゲンの合成にはビタミン C が欠かせませんので，これらを多く含む緑黄色野菜や果物を普段から習慣的に食事に取り入れるようにします。ただし，血液凝固阻止薬を服用している場合は，ビタミン K が摂取過剰とならないようにします。

- **体重管理**：毎日体重を測定する習慣を持つようにします。食べ過ぎていないか，アルコールや菓子類の摂り過ぎがないかなどを自らチェックし，評価・振り返りが行えるようにします。

＊1食あたりの目安としては，主食と主菜（魚・肉・卵・大豆製品などたんぱく質の多い食品を手のひらサイズで1～2品），そして副菜（野菜・海藻・きのこ類を両手に軽く一杯分）を組み合わせるようにします。たんぱく質・エネルギー栄養障害を予防し，筋肉量や骨密度の低下を抑えることが大切です。

栄養モニタリング

●モニタリング時のチェックポイント

食習慣	生活習慣	その他
□摂取エネルギー量の確認	□適正な体重（肥満の場合は減量）❶	□生活活動量の増加
□たんぱく質の摂取		□糖尿病の合併症（神経障害，足病変，網膜症など）の有無
□乳製品の摂取	□運動習慣（開眼片脚立ち，スクワットなど）❷	
□野菜・果物の摂取		
□間食や深夜の摂取習慣		

とくに注意・確認すること

❶ **肥満が改善されない場合**：食事摂取量，運動量について確認します。また，牛乳・乳製品や果物の過剰摂取がないか確認します。

❷ **運動ができない場合**：糖尿病の合併症による神経障害，足病変などがないか確認します。また，網膜症や視力低下がある場合は，無理のない安全な内容となるよう配慮します。

Q&A ～患者・家族の疑問に答える～

キーワード サルコペニア，カルシウム，ビタミン類

ロコモティブシンドロームと栄養素

Q：糖尿病を合併したロコモティブシンドロームに効果のある栄養療法はありますか？

A：ロコモティブシンドロームのうち，骨粗鬆症についてはカルシウムやビタミンD・ビタミンKとの関連が研究されていますが，糖尿病に多い変形性関節症では，栄養療法も予防や対症療法が中心になります。しかし，肥満を予防，改善することで，変形性関節症，および糖尿病の悪化を防ぐことできます[1]。

サルコペニアと糖尿病性腎症

Q：糖尿病性腎症と診断され，たんぱく質を減らしていますが，筋量低下に影響しませんか？

A：糖尿病性腎症など慢性腎臓病（CKD）の悪化を防ぐにはたんぱく質の摂取制限が必要となりますが，CKDステージ5で維持透析をされている場合は，たんぱく質の摂取は1.2g/kg/日以上とし，CKDステージ4およびステージ3で蛋白尿が陽性である場合は0.6～0.8g/kg/日のたんぱく質制限を行います[2-4]。筋量低下の予防には，たんぱく質のなかでもとくに魚や肉などに含まれる良質のたんぱく質の摂取が効果的ですので，主食は低たんぱく質食品を利用するなどして，良質のたんぱく質をなるべく多く摂る工夫をしましょう。また，糖質や脂質などでエネルギー摂取量を維持するようにしましょう（標準体重あたり30kcal/日程度）。

カルシウムの豊富な食品について

Q：乳製品が苦手なのですが，ほかにカルシウムの多い食品はありますか？

A：コマツナやダイコンの葉などの緑黄色野菜や，切り干しダイコン，ヒジキ，凍り豆腐（高野豆腐）などの乾物にも多く含まれますので，ぜひ利用しましょう。ただし，Caは体内での吸収率が低い栄養素の一つです。乳製品はカルシウムが多く含まれるだけでなく吸収率もよい食品ですので，シチューなどの料理に使われてはいかがでしょうか。また，魚・肉などの良質の蛋白質とともに摂取することでも吸収率が高まります。

ビタミン類について

Q：野菜を料理するのが面倒なのでビタミン剤などのサプリメントで補ってもよいですか？

A：野菜が十分に摂れない場合は利用するとよいでしょう。しかし，できるだけ食品から摂ることをおすすめします。なぜなら，サプリメントは，含まれている栄養素のみの摂取となるのに比べ，食品では食物繊維をはじめ，そのサプリメントには含まれていないビタミンや電解質も摂取することができるからです。また，野菜を食べる際によく咀嚼することで満腹感が得られ，減量効果も期待できますので，サプリメントに頼りすぎず，カット野菜や冷凍野菜，また惣菜なども使ってみるようにしましょう。

●これだけは忘れない！ 糖尿病との関連

糖尿病，ロコモティブシンドロームのいずれについても，危険因子となるのは肥満。しかし，極端に食事量を減らすことで，かえって骨量や筋量を低下させる場合がある。無理のない目標を立てて長期的に食事療法を行う。

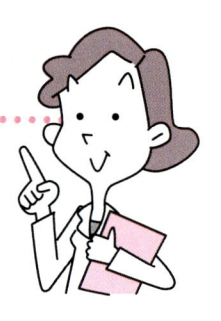

（井上 明子）

●文献●
1) 田中清ほか編．日本栄養・食糧学会監修．ロコモティブシンドロームと栄養．東京，建帛社，2012，pp126-127
2) Bauer J et al: Evidence-based recommendations for optimal dietary protein intake in older people: a position paper from the PROT-AGE Study Group. J Am Med Dir Assoc 14(8): 542-559, 2013
3) Ikizler TA et al: Prevention and treatment of protein energy wasting in chronic kidney disease patients: a consensus statement by the International Society of Renal Nutrition and Metabolism. Kidney Int 84(6): 1096-1107, 2013
4) Wakabayashi H, Sakuma K: Nutrition, Exercise, and Pharmacological Therapies for Sarcopenic Obesity. Journal of Nutritional Therapeutics 2(2): 100-111, 2013

15 サルコペニア

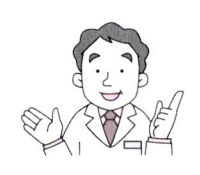

病態の特徴

1 病態生理

　サルコペニアは，「加齢による骨格筋の量の減少かつ質（筋力または身体能力）の低下」と定義される症候群です。この定義には，骨格筋の量の減少と質の低下とが同時に起こっている状態が含まれています。サルコペニアの発生には，**図1**に示すように多因子が関与します[1,2]。その原因により一次性と二次性に分類されますが，一次性サルコペニアは加齢にともなう変化が原因である場合を指し，二次性サルコペニアは「活動性サルコペニア」（不活動がある場合），「疾患性サルコペニア」（疾患を合併している場合），「栄養性サルコペニア」（低栄養が合併している場合）の三つに分類されています（**表1**）。それらいずれの場合もサルコペニアの本質は加齢現象であり，その対象臓器は骨格筋に限定されます。とくに関心臓器を骨格筋に絞る理由は，高齢者の日常生活機能，なかでも移動能力に深く関与するからです。

2 診断基準

　国際的に統一されたサルコペニアの診断基準（定義）はまだなく，複数の基準が存在しているのが現状です。本稿では，早期発見に有用と思われる基準を示します（**図2**）。この図に用いられているフレイルティ（虚弱）は，日常生活に何らかのサポートが必要な高齢者を指します[4]。日本では，介護を必要とする高齢者と読み替えることも可能と考えます。

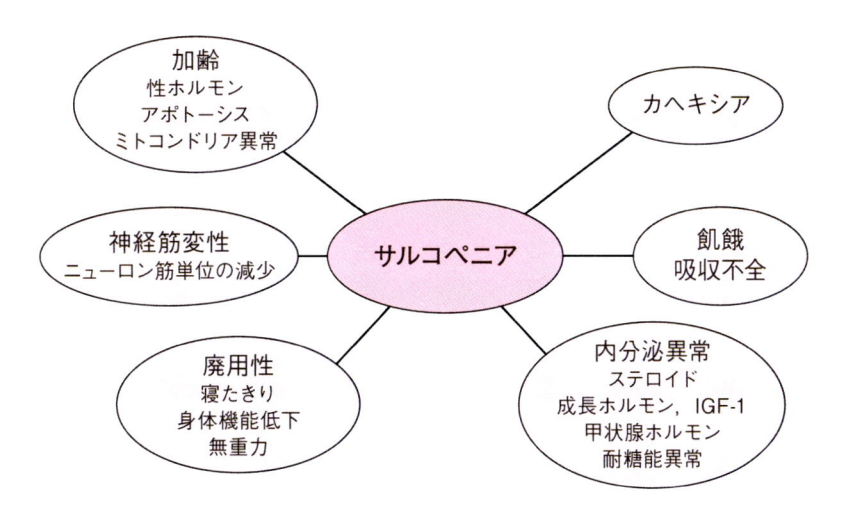

●図1　サルコペニアの発生因子
定義「骨格筋＜平均値－2SD・筋肉：量の減少，質の低下」[1,2]

● 表1 サルコペニアの分類

一次性(原発性)サルコペニア
加齢性サルコペニア (加齢以外に明らかな原因のないもの)
二次性サルコペニア
活動性サルコペニア 疾患性サルコペニア 栄養性サルコペニア

(文献1より引用)

● 図2 サルコペニアの診断基準

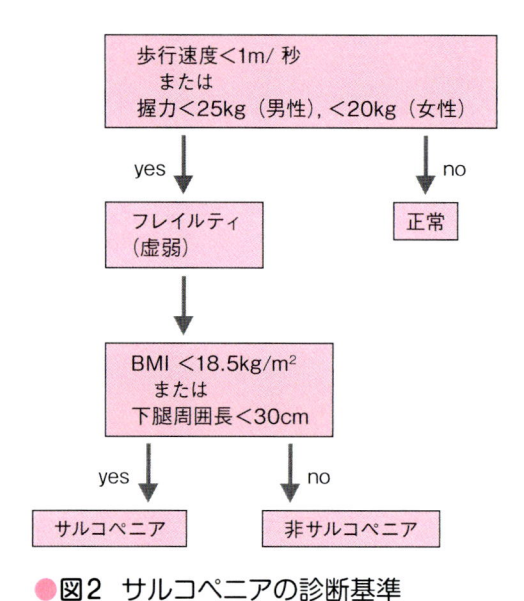

図2のサルコペニアの診断のアルゴリズムで用いられているバイオマーカーは、歩行速度，握力，BMI，下腿周囲長であり，いずれも計測に特殊な機器を要しない点で，実践的だと考えます。

3 疾患と糖尿病との関係

1) 糖尿病がサルコペニアに与える影響

糖尿病患者は，上・下肢ともに骨格筋の重量あたりの筋力(骨格筋の質：下肢は伸展筋力N/kg，上肢は握力kg/kg)が，罹患病歴が長いほど有意に低下する．さらにこの変化は，とくに下肢で男性のみに認められます[5]。

糖尿病患者の体重は有意に重く，また身体組成分析でも脂肪量が有意に多いです(表2)。糖尿病患者では，内臓脂肪と同様に骨格筋内の脂肪量(骨格筋内脂肪量)も増加し，脂肪による炎症性サイトカインによる骨格筋量の減少，質の低下を招いていると推測されます。

また筋力の低下は，直線方向よりも軸の周りの回転方向の力のほうがより低下しやすく，転倒もこうしたトルクの力の低下も関係している可能性があります[6]。

● 表2 糖尿病による体組成の変化

		男性 糖尿病 なし	男性 糖尿病 あり	p	女性 糖尿病 なし	女性 糖尿病 あり	p
年齢（歳）		73.7±2.9	73.8±2.9	0.47	73.5±2.8	73.2±2.8	
体重		80.3±12.6	85.3±13.8	<.01	69.2±14.1	76.9±14.1	<.01
BMI		26.7±3.8	24.9±7.4	<.01	27.9±9.0	31.5±9.2	<.01
総脂肪重量（kg）		22.8±6.9	26.7±3.8	<.01	27.9±9.0	31.5±9.2	<.01
総骨格筋重量（kg）		54.9±7.0	26.7±3.8	<.01	39.5±5.8	43.4±5.8	<.01
下肢	筋力（Nm）	133.0±32.4	128.5±34.6	0.046	81.1±22.0	83.8±21.4	0.096
下肢	骨格筋重量（kg）	8.7±1.3	9.1±1.3	<.01	6.3±1.2	7.0±1.2	<.01
下肢	筋の質（Nm/kg）	15.3±3.2	14.2±3.3	<.01	13.0±3.1	12.1±3.2	<.01
上肢	握力（kg）	40.0±8.9	38.7±8.8	0.037	24.3±6.4	25.1±5.9	0.098
上肢	骨格筋重量（kg）	3.4±0.6	3.6±0.6	<.01	2.1±0.4	2.3±0.4	<.01
上肢	筋の質（kg/kg）	11.7±2.4	10.8±2.3	<.01	12.0±2.9	11.0±2.9	<.01

（文献5より引用）

2）サルコペニアが糖尿病に与える影響

　サルコペニアが進行しているほど，耐糖能異常（Insulin resistance: IR）が強く，また，年齢が低いほどこの傾向が見受けられます。

　サルコペニアでは，速筋と呼ばれるタイプⅡ線維が選択的に減少し，筋肉内脂肪沈着は筋線維のIRを増幅させ糖尿病を進行させます[7]。

4　高齢者の特徴

　日本人の高齢者の統計でみると，サルコペニアの発生率は年齢とともに増加します（図3）[8]。この図に示された結果からも，サルコペニアは加齢とともに発生率が増すことがわかりま

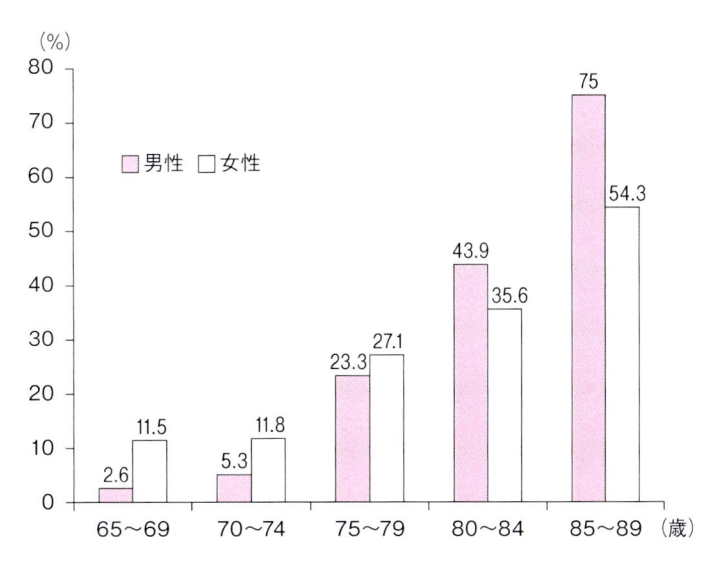

● 図3　年齢・性別によるサルコペニアの発生率

（文献8より引用）

す．また，その発生頻度は，80歳未満では女性に多く，80歳以上で男性に多くなります．つまり，IRを悪化させるサルコペニアおよび糖尿病の進行・悪化は，サルコペニアの高齢者では加齢によって増幅されるといえます．

　一方，サルコペニアは，有酸素運動と栄養療法により軽減，治癒できます．今後，運動と運動後の適切なエネルギーおよびたんぱく質の補給により，糖尿病の軽減が可能になるかもしれません．

（雨海　照祥）

● 文献 ●

1) Cruz-Jentoft AJ et al: Sarcopenia: European consensus on definition and diagnosis. Age Ageing 39(4): 412-423, 2010
2) Muscaritoli M et al: Consensus definition of sarcopenia, cachexia and pre-cachexia: Joint document elaboration by special interest groups (SIG)" cachexia-anorexia in chronic wasting diseases" and "nutrition in geriatrics". Clin Nutr 29(2): 154-159, 2010
3) Rosenberg IH: Sarcopenia: origins and clinical relevance. Clin Geriatr Med 27(3): 337-339, 2011
4) 葛谷雅文，雨海照祥監修：サルコペニアの定義．栄養・運動で予防するサルコペニア．東京，医歯薬出版，2013
5) Park SW et al: Decreased muscle strength and quality in older adults with type 2 diabetes. Diabetes 55(6): 1813-1818, 2006
6) Park SW et al: Accelerated loss of skeletal muscle strength in older adults with type 2 diabetes. Diabetes Care 30(6): 1507-1512, 2007
7) Srikanthan P et al: Sarcopenia exacerbates obesity-associated insulin resistance and dysglycemia: findings from the National Health and Nutrition Examination Survey III. PLoS One 5(5): e10805, 2010
8) Yamada M et al: Prevalence of sarcopenia in community-dwelling Japanese older adults. J Am Med Dir Assoc 14(12): 911-915, 2013

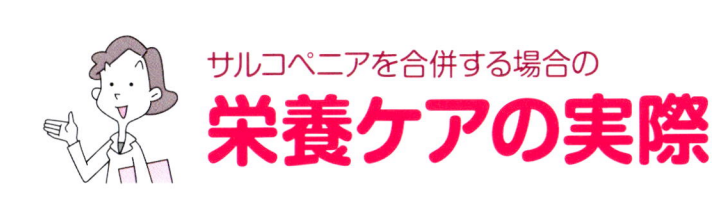

サルコペニアを合併する場合の 栄養ケアの実際

◆糖尿病・加齢にともなう特徴と注意点

　一般的に，高齢になると骨格筋の量と筋力が減少し，体脂肪は増加すると言われています。European Working Group on Sarcopenia in Older People（EWGSOP）によるサルコペニアの診断は，骨格筋量の減少と筋肉機能（筋力または身体機能）の低下の両方の存在を必要とします。さらにサルコペニアの分類は，その原因から，加齢のみが原因の一次性（原発性）サルコペニアと，活動，疾患，栄養が原因の二次性サルコペニアに分類されています（p.123参照）[1]。まずはサルコペニアの原因を把握し，栄養介入することが重要です。

栄養アセスメント

●患者の医療面接時のチェックポイント

食習慣	生活習慣	その他
□食欲の低下 ❶	□歩行速度の低下 ❺	□体重減少
□偏食がある ❷	□歩くことが少ない	□摂食・嚥下障害がある ❻
□エネルギー摂取量の低下 ❸	□室内で過ごすことが多くなった	□血糖値が高い
□たんぱく質摂取量の低下 ❹	□活動量の低下	□BMI
	□寝たきり	□AMA ❼
	□転倒したことがある	

とくに注意・確認すること

❶服薬，精神的な問題などにより食欲が低下していないかを確認する。

❷食事内容に偏食がないかを評価する。もし偏食があれば，不足した栄養素を補う。

❸通常の食事摂取量と比べて，量と内容を評価する。目標量の60％未満が10日以上（目標量は30kcal/kg/日，高齢者は25kcal/kg/日）であると低栄養症候群と判定される[2]。

❹高齢者では代謝効率が下がる。そのため，たんぱく質合成に必要な摂取たんぱく質（現体重あたり）は若者より多い。総たんぱく摂取量は1〜1.5g/kg現体重/日が推奨される[3]。

❺サルコペニアの診断基準の1つである身体能力の低下で，歩行速度は1.0m/秒未満とある。

❻摂食・嚥下障害があると，エネルギー摂取が低下しているケースが多いので注意する。

❼上腕筋断面積（arm muscle area: AMA）は上腕周囲長（arm circumference: AC）と上腕三頭筋皮下脂肪厚（triceps skinfold thickness: TSF）を計測し，上腕筋囲長（arm muscle circumference: AMC）を算出することで求めることができる。
・AMC ＝ {AC －（π×TSF）}
・AMA ＝ {(AMC)²/4π}

ココに注目！

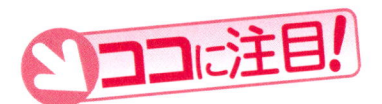

項目名	診断と基準値
❶ BMI（kg/m²）	低体重：18.5 未満 肥満：25 以上
❷ 血清 25-OH ビタミン D	60～100nmol/L
❸ 骨格筋量の評価 　コンピューター断層撮影（CT） 　磁気共鳴画像法（MRI） 　生体インピーダンス診断（BIA） 　二重エネルギーX線吸収測定法（DXA） 　身体計測	若年（35歳）の平均値－2標準偏差未満
筋力の評価 　握力測定	握力：男性 25kg 以下 　　　女性 20kg 以下 → ❹
身体能力評価 　簡易身体能力バッテリー（SPPB） 　通常歩行速度 　Timed get-up-and-go（TGUG）テスト	歩行速度：1.0m/秒以下 → ❺

とくに注意・確認すること

❶低体重高齢者ではエネルギー摂取量が少ない場合がある。適正なエネルギー摂取か評価が必要。また肥満患者ではサルコペニアに肥満が併存するサルコペニア肥満も念頭に入れる。

❷全サルコペニア患者を対象に測定すべきである。血清 25-OH ビタミン D 値を 100 nmol/L 以上に上げるだけのビタミン D 補給が追加治療として必要とされる[3]。

❸臨床の現場では骨格筋量評価のために CT, MRI, BIA, DXA が行われていることは少なく，身体計測で評価するのが実用的と思われる（ただし妥当性の検証が必要である）。

❹診断基準はいずれも欧米の基準値のため，日本人用の基準値の検討が必要である。

❺横断歩道の青信号は歩行速度 1.0m/秒で渡りきれるように設計されている。青信号で横断歩道を渡りきれないようであれば，歩行速度 1.0m/秒以下である可能性が高いことから，横断歩道の歩行は，身体能力の低下を見るために，日常診療において診断的意義が高いと考えられる。

栄養プランニング

●プランニング時のチェックポイント

食習慣	生活習慣	その他
☐ 必要エネルギーの摂取❶	☐ レジスタンス運動の実施❹	☐ 糖代謝の改善
☐ たんぱく質1～1.5g/kg現体重/日❷	☐ 歩く習慣をつける(有酸素運動)	☐ 骨格筋量の増加
☐ ロイシンの含有に着目した必須アミノ酸混合物の追加	☐ 外出をする	☐ 筋力の増加
	☐ 不要な安静は避ける	☐ 身体能力・バランス能力の改善
☐ ビタミンDの含有量に着目した食品の摂取❸	☐ 早期離床を目指したリハビリテーションの実施	

とくに注意・確認すること

❶ 必要エネルギーの摂取が難しい場合は，経口栄養補助食（ONS）を検討する。
❷ 糖尿病性腎症などの腎臓疾患を併発する場合，とくに非透析期には腎機能障害を進行させないために，たんぱく質制限の考慮が必要。
❸ 食品では，ビタミンDは魚類やきのこ類に多く含まれている。
❹ 短期間のレジスタンス運動は筋力と歩行速度を上げると報告されている[3]。

栄養モニタリング

●モニタリング時のチェックポイント

食習慣	生活習慣	その他
☐ 三大栄養素のバランス	☐ 運動やリハビリテーションが実施できているか	☐ 血糖管理
☐ エネルギー摂取量		☐ 体重の変化❷
☐ たんぱく質摂取量❶	☐ 生活活動量は増えたか	☐ 血清25-OHビタミンD値
		☐ 骨格筋量・筋力の評価
		☐ 身体能力・バランス能力の評価

とくに注意・確認すること

❶ 食事にたんぱく質が多く含まれる食品が入っているかどうかを確認する。糖尿病があると，おかずは野菜中心で内容が偏っていることも多いので注意する。
❷ 消費カロリーと摂取カロリーのバランスを評価する。

Q&A ～患者・家族の疑問に答える～

キーワード 栄養，ビタミンD，予後

Q：サルコペニアは予防できるのでしょうか。また，予防のためにはどのような栄養が必要でしょうか？

A：サルコペニアの予防は，（科学的検証が必要であるものの）可能と思われます。骨格筋量が減少する原因の1つとして，筋蛋白質の分解が合成を上回る状態が長期にわたり続いていたことが考えられます。したがって，サルコペニアの予防には，筋蛋白の合成に関与するものを増やし，分解に関与するものを減らす必要があります。必須アミノ酸の追加によって筋蛋白質の合成が促進されますが，なかでもロイシンを豊富に含むバランスのとれた必須アミノ酸混合物を食事に追加することが推奨されています。

Q：ビタミンD不足はどのようなときに起こるのでしょうか？

A：食事から十分な量を摂取できなかった時や，消化管からの吸収が不十分な時に起こります。また，皮膚における紫外線によるビタミンDの産生が加齢とともに減ってくることが考えられます。

Q：サルコペニアであると生命・機能予後は悪いのですか？

A：急性疾患で入院した高齢患者でサルコペニアを認めた患者は，サルコペニアを認めない患者と比べ，有意に入院期間が長く，また6カ月後の再入院と死亡が高かったと報告されています[4]。このことからも，サルコペニアを認めた患者は生命・機能予後が悪いと考えられます。

●これだけは忘れない！ 糖尿病との関連

加齢，その他の要因により，骨格筋量が減少することは，インスリン感受性の悪化を招き，糖尿病のリスクになることが考えられる。サルコペニアにおける推奨事項（**表1**）を参照に，多職種が連携し，食事・運動介入をしていくことが望まれる。

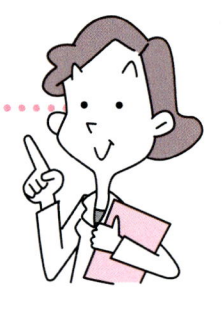

（林田 美香子）

●表1　サルコペニアの推奨事項

- 加齢は食欲低下，たんぱく質・エネルギーの摂取量の減少，体重減少を引き起こす。これにともなって骨格筋量は減少し死亡率は上がる。
- 高齢者における代謝効率は下がる。そのためたんぱく質合成に必要な摂取たんぱく質は，若年者より多い。
- 以上よりサルコペニアに対する多角的アプローチにおいて，その予防，回復に要するバランスのとれたたんぱく質とエネルギーの補給が有用であろう。（A）
- 高齢男性の15〜38％，高齢女性の27〜41％がたんぱく質の摂取量が所要量を下回る。したがって摂取量を増やす必要がある。（B）
- 総たんぱく摂取量は，1〜1.5/kg現体重/日が推奨される。（B）
- ロイシンの含有に着目した，必須アミノ酸混合物を食事に追加すべきかもしれない。（B）
- バランスのとれたアミノ酸の追加単独，またそれに運動を加えた試みがサルコペニアの治療に推奨される。
- クレアチンはサルコペニアでの運動の効果を高める可能性がある。（A）
- クレアチンのサルコペニアへの効果判定には，長期の研究が必要である。
- サルコペニアおよび健康な高齢者での研究で，同化治療を受けた患者は骨格筋量を増加させるためのエネルギー摂取量を増量できる可能性がある。エネルギー摂取量を増やすにあたり厳密な栄養サポートを必要とするかどうかの判断は，個人に委ねられる。（B）
- サルコペニアおよび健康な高齢者での研究で，骨格筋量を増加させるために，同化治療を受けているサルコペニアの患者では適正なたんぱく質が必要である。その際，たんぱく質量を適正にするために厳密な栄養サポートを必要とするかどうかの判断は，個人に委ねられる。（B）
- サルコペニア患者に対する上記検証のための臨床研究が必要である。
- 血清25-OHビタミンD値は，全サルコペニア患者を対象に測定すべきである。（A）
- 血清25-OHビタミンD値を100nmol/L以上に上げるだけのビタミンDの補給が追加治療として必要である。（A）
- ビタミンD_2またはD₃は条件にあったビタミンD剤である。（A）
- ビタミンDの投与量は5万IU/週が安全である。（A）
- 短期間のレジスタンス運動は筋力と歩行速度を上げる。（A）
- 有酸素運動はQOL補正生存年数を延長し，経済効果もある。（A）
- 疫学研究では運動の健康への効果が示唆されている。
- したがって，レジスタンス運動と有酸素運動を週に3回，1回20〜30分行うことを推奨する。

A: 無作為対象試験が最低でも1本，またはメタアナリシス
B: 小規模試験

（文献3，5より引用，一部改変）

●文献●

1) Cruz-Jentoft AJ et al: Sarcopenia: European consensus on definition and diagnosis: Report of the European Working Group on Sarcopenia in Older People. Age Ageing 39(4): 412-423, 2010
2) Jensen GL et al: Malnutrition syndromes: a conundrum vs continuums. JPEN J Parenter Enteral Nutr 33(6): 710-716, 2009
3) Morley JE et al: Nutritional recommendations for the management of sarcopenia. J Am Med Dir Assoc 11(6): 391-396, 2010
4) Gariballa S, Alessa A: Sarcopenia: Prevalence and prognostic significance in hospitalized patients. Clin Nutr 32(5): 772-776, 2013
5) 雨海照祥：サルコペニアと抗酸化物質．栄養・運動で予防するサルコペニア．葛谷雅文，雨海照祥編．東京，医歯薬出版，2013, pp131-132

COLUMN
褥瘡・フットケア

●がん・循環器専門病院での取り組み（看護の立場から）

　糖尿病の患者は傷が治りにくいといわれ，高齢になるとさらに予防や処置などを自分ではできないケースも多く見受けられます。高齢で糖尿病を合併したこのような患者については，まず，傷を作らないこと＝褥瘡の予防が大切です。しかし，がん末期の患者は栄養状態や活動性が低下しており，褥瘡が発生しやすくなっています。そのため，看護目標を「褥瘡が発生しない」ではなく，「褥瘡を悪化させない」に変更することも多々あります。

　また，糖尿病が悪化すると，足に潰瘍や壊疽が起こります。日本でフットケアという言葉がまだあまり知られていない頃には，糖尿病に対する知識が十分ある患者さんでも，フットケアは面倒と放置したために，下肢の切断に至る場合がありました。フットケアが十分に指導され継続的にケアを行うことができていれば，下肢切断を回避できた例もあったのではないかと思われます。

　私の勤務するがん・循環器専門病院では，現在，病棟での褥瘡のラウンドを週1回行うとともに，看護外来では糖尿病療養指導士による足の観察を行っています。フットケア看護の視点から「毎日足を観察する」「ていねいにやさしく洗う」「爪の手入れと深爪に注意する」「足が冷たいときは血行を良くする」「靴下は毎日履き替え水虫に注意する」などの生活指導がそのおもな内容です。また，糖尿病療養指導士4名と「糖尿病セミナー」を開催し，病棟の看護スタッフに知識や技術を広げ，入院患者のフットケアや糖尿病指導にも力を入れることで効果が上がっています。

　症例提示：閉塞性動脈硬化症と糖尿病での入院歴がある一人暮らしの高齢者。入院時，仙骨部と左背部に10×15cmの大きな褥瘡を有していました。自宅では1日に2回のヘル

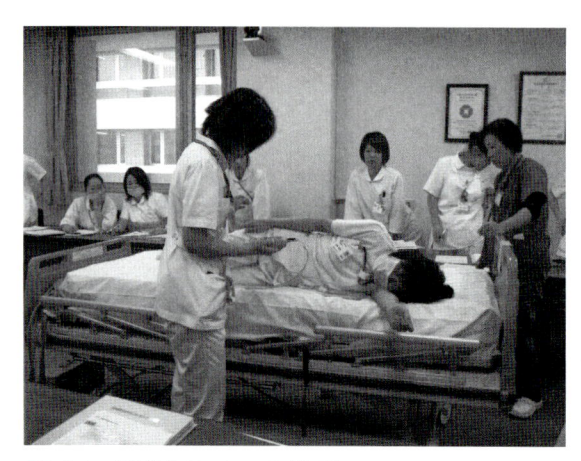

●図1　褥瘡セミナーの様子

パーによるオムツ交換，食事は1日2個のおにぎりと簡単な副食のみだったそうです。アルブミン値2g/dL，総蛋白値4g/dLで痩せ細っていました。黒色壊死を切開すると，中から洗面器1杯ほどの大量の膿が流れ出てきました。毎日褥瘡の処置を行い，点滴と少量ずつの食事摂取ができるようになり，半年かけて，ようやく褥瘡も治癒しました。栄養管理の大切さを実感させる症例でした。

(坂本 智子)

●褥瘡の栄養学的背景

　糖尿病がある場合，まず，血糖コントロールが必要不可欠となります。これは，高血糖状態が長期間続いていると，全身の知覚神経・運動神経の障害が現れ，傷が生じても症状がなく，深い傷になってから気づくケース非常に多いためです。

　高齢者の褥瘡患者の場合，低栄養状態（とくに，低たんぱく）であるケースが多いようです。そのため，推奨摂取量はエネルギー30～35kcal，たんぱく質は褥瘡の浸出液の多さなども考慮し，必要量に見合った補給をすることが勧められています[1]。しかし，糖尿病の基礎疾患があるケースで高たんぱく質にした場合は医師による腎機能のモニタリングを行う必要があり，患者の状態によっては随時，たんぱく質投与量の見直しをすることになります。

　微量栄養素としては，たんぱく質の核酸合成に不可欠な亜鉛が重要になります。亜鉛欠乏は味覚障害の原因でもあり，食欲不振から栄養摂取不足を引き起こすこともあるので，十分注意が必要です。

　そのほか，鉄の欠乏によっても褥瘡が発生しやすくなると言われています。これは，ヘモグロビンが減少すると皮膚へ酸素が送り込めないため，コラーゲンの架橋形成能低下が起こり，皮膚がもろくなりやすいからです。

　また，銅やカルシウム，ビタミンは，コラーゲン生成において重要な役割を果たしているため，創傷治癒にあたっては早期から補充していくことが求められています。

(谷口 祐子)

●文献●
1) 日本褥瘡学会：褥瘡予防・管理ガイドライン（第3版）．褥瘡会誌 14(2)：165-226, 2012

COLUMN
日本褥瘡学会の褥瘡予防・管理ガイドラインの使い方
―米国・ヨーロッパ褥瘡諮問委員会のガイドラインからの引用を含む

糖尿病を合併する高齢者を対象として、日本褥瘡学会が公表した『褥瘡予防・管理ガイドライン（第3版）』[1]における要点をまとめます。

このガイドラインの名称がその対象をよく表しています。予防は褥瘡のない対象、治療は褥瘡のある対象、の2つに分かれます（図1、上から3段目）。

●褥瘡のない対象

褥瘡のない対象の褥瘡の発生リスクの評価について糖尿病と関連が深いもの。

1) 危険因子

危険因子として考慮すべき基礎疾患4つのなかの一つに糖尿病が含まれます。

2) ブレーデンスケール

6項目のなかで、とくに活動性（「糖尿病足病変」で歩けない）、栄養状態（糖尿病による「サルコペニア肥満」かどうか）、さらに「糖尿病性神経障害」による知覚障害、尿・便失禁による皮膚の湿潤、臥床時に皮膚が接するシーツなどによる摩擦・ずれは、糖尿病合併症がいずれも褥瘡の発生リスクを高めます（カットオフ値：病院14点、施設・在宅16点）。

●褥瘡のある対象 （図1、下から2段目）

褥瘡がすでにある対象には、発生後のケア、全身管理、保存的治療、外科的治療が必要。

3) 栄養評価

総栄養摂取量、体重（減少：30日以内で5%以上、180日以内で10%以上）、自力で食事摂取できる能力のアセスメント（いずれも本ガイドラインが引用するNPUAP/EPUAP）[2]の3項目。糖尿病の高齢者では、管理栄養士による実践的な食事アセスメント（摂取エネルギー、たんぱく質）と体重管理が必要です。

4) 栄養管理

本ガイドラインが引用するNPUAP/EPUAPでは、必要なエネルギー量30〜35kcal/kg/日、必要なたんぱく質1.25〜1.5 g/kg/日とされています。しかし、最も重要なことは対象の体重変化であり、体重の増減によりエネルギー量を調節します。

本ガイドラインは、褥瘡のある対象ばかりでなく、褥瘡のないものをも対象として設定されており、褥瘡予防の観点を重視している点で、きわめてすぐれていると言えます。

（雨海 照祥）

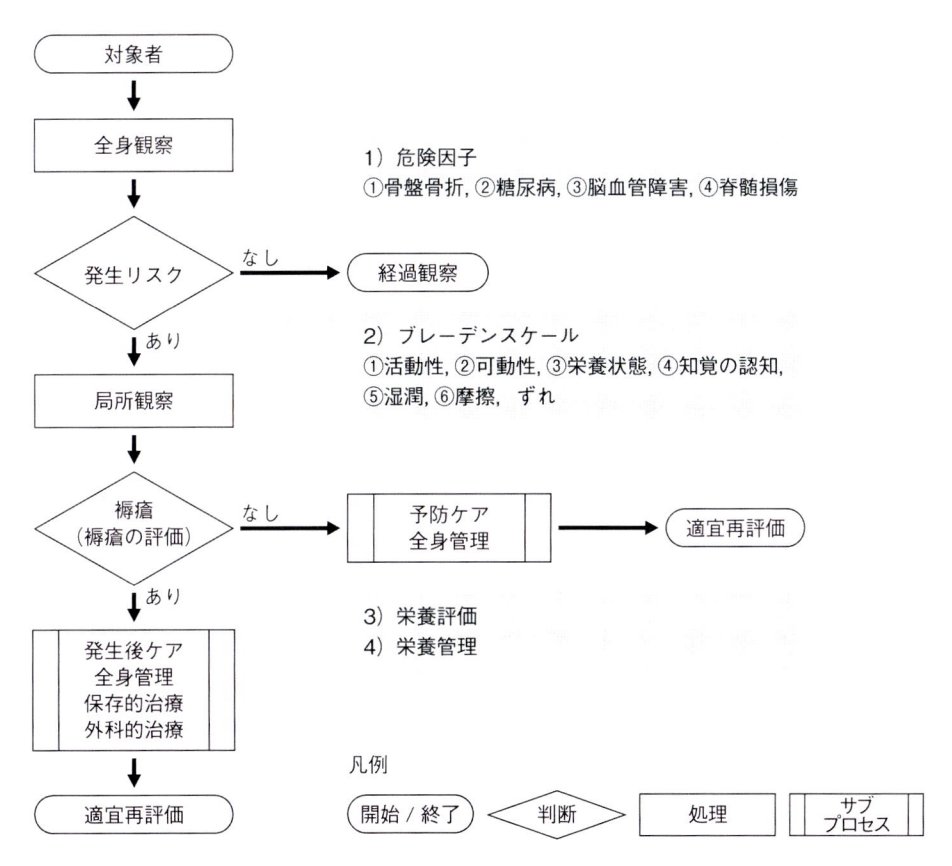

●図1 褥瘡予防・管理ガイドライン（第3版）使い方のポイント

●**文献**●
1) 日本褥瘡学会　学術教育委員会　ガイドライン改定委員会：褥瘡予防・管理ガイドライン（第3版）．褥瘡会誌 14: 165-226, 2012
2) 米国褥瘡諮問委員会（NPUAP）／ヨーロッパ褥瘡諮問委員会（EPUAP）：褥瘡の治療クイックリファレンスガイド（日本語版）．PDFを日本褥瘡学会のホームページより無料ダウンロード可能

COLUMN
摂食・嚥下障害

　摂食・嚥下の過程は5つの期に分類できます（**表1**）。糖尿病の高齢者では，この5つの期それぞれに障害を認めることがあります。

　認知期の障害は，脳卒中，認知症，軽度認知障害，うつ病などを合併することで認めます。準備期の障害は，齲歯・歯周病，義歯不適合，口腔乾燥などで認めます。糖尿病では歯周病の発症率が2.6倍高く，歯周病を悪化させる危険因子です[1]。

　口腔期の障害は，脳卒中による偽性球麻痺，舌のサルコペニア，齲歯・歯周病などで認めます。加齢と上腕筋面積は，舌の筋量（サルコペニア）に関連します[2]。咽頭期の障害は，脳卒中による偽性球麻痺・球麻痺，サルコペニア[3,4]などで認めます。食道期の障害は，胃食道逆流を認めます。糖尿病では胃食道逆流を合併しやすくなります。

　重度の場合はまず見落とすことはありませんが，軽度の摂食・嚥下障害の場合，疑わないとその存在を見落とす可能性があります。すべての糖尿病の高齢者に，摂食・嚥下障害を疑うことが重要です。摂食・嚥下障害スクリーニングには，EAT-10が有用です。

　EAT-10は10項目の質問で構成されています。10項目の質問にそれぞれ5段階（0点：問題なし，4点：ひどく問題）で回答し，合計点数が3点以上であれば嚥下の効率や安全性に問題があるかもしれないと判定します。

　EAT-10を実施できない場合と3点以上の場合には，嚥下機能の問題，誤嚥，低栄養を認める可能性が高くなります[5]。そのため，質問紙票以外の嚥下スクリーニングや食事場面の観察などで嚥下機能評価を行います。適切な栄養評価と栄養管理も必要です。

（若林 秀隆）

●表1　摂食・嚥下の5つの期とおもな障害例

5つの期	過程	おもな障害例
認知期	食物を認知して何をどのくらいどのように食べるかを判断する時期	拒食，ペーシングの障害（飲み込む前に次々に食物を口に入れる）
準備期	食物を口腔に取り込み，食物を噛んで食塊を作る時期	咀嚼障害，齲歯・歯周病，義歯不適合，口腔乾燥
口腔期	食塊を口腔から咽頭に送り込む時期	食塊送り込み障害，舌の筋力低下，舌の可動域制限
咽頭期	食塊を咽頭から食道に送り込む嚥下反射の時期	誤嚥（ムセのない誤嚥），咽頭残留，鼻咽腔閉鎖不全
食道期	食塊を食道から胃に送り込む時期	胃食道逆流，嘔吐

●文献●
1) 日本歯周病学会：糖尿病患者に対する歯周治療ガイドライン. 2008. http://www.perio.jp/publication/upload_file/guideline_diabetes.pdf
2) Tamura F et al: Tongue thickness relates to nutritional status in the elderly. Dysphagia 27(4): 556-561, 2012
3) 若林秀隆, 藤本篤士：サルコペニアの摂食・嚥下障害-リハビリテーション栄養の可能性と実践. 東京, 医歯薬出版, 2012
4) Belafsky PC et al: Validity and Reliability of the Eating Assessment Tool (EAT-10). Ann Otol Rhinol Laryngol 117(12): 919-924, 2008
5) 若林秀隆：嚥下障害のスクリーニングで指標とされはじめている"EAT-10"とは？ エキスパートナース 29(11): 13-17, 2013

COLUMN
糖尿病患者と咬合力

　咬合力とは噛む力のことですが，さまざまな要素によって影響を受けており，とくに加齢にともなう咀嚼筋力の低下や歯周組織への影響を大きく受けています[1]。また，糖尿病は歯周組織における防御機能（血球の遊走能，接着能，貪食能，殺菌能）の低下や治癒能力（歯肉でのコラーゲン代謝異常）の低下により，歯周炎の進行を助長しているといわれています。筆者らの調査において糖尿病患者（平均年齢64.6±2.1歳）の平均咬合力（男性：517.2N，女性：392.4N）は全国平均咬合力[2]（60歳代男性：913.0N，女性：704.9N）と比較すると，男性は44.4%，女性では44.3%低値を示しました（**図1**）。この原因として考えられることは，加齢にともなう咀嚼機能の低下に加え，糖尿病による歯周組織の防御・治癒能力の低下によって歯周炎が進行しやすい口腔環境になっているため，糖尿病患者の咬合力は全国平均咬合力よりも低値を示したといえます。

　咬合力と体格指数（Body Mass Index: BMI）の関連性については，糖尿病のリスク因子として肥満が考えられますが，糖尿病患者でもBMIが高値を示す肥満患者では，歯周病による歯槽骨の吸収や歯周炎による歯のぐらつき，歯の喪失を原因とする，咬合力の低下が考えられます。糖尿病は歯周病の増悪因子であり，逆に歯周病自体が糖尿病のコントロールを不良にすることも指摘され，歯周病治療を行うとHbA1cは有意に低下することが報告[3]されています。糖尿病で，かつ歯周病に罹患している患者はHbA1cの値が高値を示し，歯の喪失により咬合力が低下している可能性が示唆されます。さらに咬合機能が身体運動機能に関与しているという報告[4]があります。人が全身あるいは体の一部に強い力を入れる場合，歯をくいしばり咀嚼筋群を強く収縮させているため，クレチング（噛みしめ）に

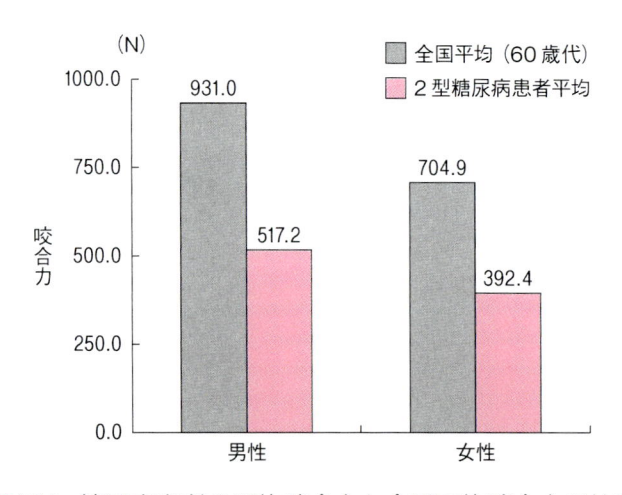

●図1　糖尿病患者の平均咬合力と全国平均咬合力の比較

は前腕屈曲筋力や背筋力が影響しています。さらに男性高齢者では咬合力と背筋力・握力・肺活量の関連が高いことも報告[5]されています。筆者らの調査では，咬合力と握力の関連性について，咬合力が高い糖尿病患者ほど握める値が大きくなる正の相関がみられました。このように，咬合力を高めることにより運動機能の向上へとつながり，活動の幅が広がることで，QOLの向上にもつながります。

(前田 佳予子)

● 文献 ●
1) 岩松素子ほか：義歯の装着と咬合力および噛める食品との関係．新潟歯学会誌 34(2): 49-54, 2004
2) 寺田員人：一般人の咬合力について．日本顎学会大会予稿集 30, 2000
3) 西村英紀：歯周病と糖尿病および糖尿病性合併症の関連性に関する基礎的・臨床的研究．日歯周誌 48(2): 101-105, 2006
4) 諸角一記ほか：高齢者の義歯の有無が握力と反応時間に及ぼす影響．理学療法学 26(1): 14-16, 1999
5) 吉川和利ほか：歯科機能の老化と体格・体力の関連度について．健康科学 14: 49-57, 1992

索引

欧文

AGE	55, 56
aging	9
BMI	63
CKD	87, 90, 121, 80
―重症度分類	88
COPD	30, 33
―全身性炎症	31
―全身的影響	31
―病期分類	31
Framingham 基準	48
GFR	87
HDL コレステロール	72
LDL コレステロール	72
LES	99
METs	27
NAFLD	95
NASH	95, 97
PEG	38
TIA の病態生理	15

和文

あ

アディポサイトカイン	62, 65
アディポネクチン	62, 65
アルツハイマー病	22
一次性サルコペニア	123
うっ血性心不全	47, 49
運動器疾患	117
運動器症候群	116
栄養性サルコペニア	123
栄養補助食品	53
嚥下障害	136
塩分コントロール	57, 61

か

カーボカウント法	105
カイロミクロン	71, 72
カイロミクロン・レムナント	71, 72
活動性サルコペニア	123
カリウム制限	93
カルシウム	111
―吸収率	114
―摂取	121
肝機能障害	95, 97
肝硬変	96
喫煙	30, 35
急性膵炎	104
虚血性心疾患	55, 57
虚弱	123
筋力低下	117
経口栄養補助食品	38
血圧値の分類	40
血管性認知症	22
血糖コントロール目標	10
減塩	60
減塩食	42
―調理	45

こ

高エネルギー高たんぱく質食	35
高血圧症	18, 40, 42

索引

高血圧治療ガイドライン 2014 ……… 40, 41
咬合力 …………………………………… 138
高尿酸血症 …………………………… 80, 82
更年期 …………………………………… 111
呼吸困難緩和 ………………………… 37, 38
骨折 ………………………… 108, 110, 111
骨粗鬆症 ……………………… 108, 111
骨密度 ……………………… 114, 108
コレステロール ………………………… 71

● さ

サルコペニア …9, 116, 117, 118, 121, 123, 127
　—診断基準 ……………………………… 124
　—推奨事項 ……………………………… 131
　—発生因子 ……………………………… 123
　—分類 …………………………………… 124
　—予防 …………………………………… 130
酸化ストレス ………………………… 62, 56
糸球体濾過量 …………………………… 87
脂質異常症 …………………… 18, 71, 74
　—診断基準 ……………………………… 72
　—表現型分類 …………………………… 71
脂質管理 ………………………………… 77
　—目標値 ………………………………… 75
疾患性サルコペニア …………………… 123
脂肪肝 …………………………………… 95
終末糖化産物 …………………………… 55
褥瘡 ………………………… 132, 133, 134
褥瘡予防・管理ガイドライン ………… 134
食品交換表 …………………… 13, 114

心血管疾患 ……………………………… 80
心不全 …………………………………… 47
膵外分泌疾患 …………………………… 102
膵がん …………………………………… 104
膵疾患 ……………………… 102, 104
生活習慣病 ……………………………… 80
正常圧水頭症 …………………………… 22
摂食 ……………………………………… 136
　—障害 …………………………………… 28
前頭側頭葉変性症 ……………………… 22
惣菜 ……………………………………… 46

● た

体験実食型 ……………………………… 12
単純性脂肪肝 …………………………… 95
痛風 …………………………………… 80, 82
提案提供型 ……………………………… 12
低 Na 血症 ……………………………… 18
デイサービス …………………………… 60
鉄制限 ……………………………… 99, 101
転倒 ……………………………… 109, 117
糖尿病性腎症 …………………… 87, 121
　—病期分類 ……………………………… 89
糖尿病の病態生理 ……………………… 10
トリグリセライド ………………… 71, 72

● な

内臓脂肪 ………………………… 62, 65
二次性サルコペニア …………………… 123
日照 ……………………………………… 112
尿酸 ……………………………………… 82

141

―体内動態 ································ 81
尿路結石 ································ 84, 80
認知機能障害 ···························· 24
認知症 ··································· 22, 24
　　―周辺症状 ···························· 25
　　―中核症状 ···························· 25
脳梗塞 ·· 14
　　―病型分類 ···························· 14
脳卒中 ································· 14, 17
脳卒中治療ガイドライン 2009 ········· 15

●は
徘徊 ·· 28
非アルコール性脂肪性肝炎 ············ 97
非アルコール性脂肪性肝疾患 ········· 95
非アルツハイマー型認知症 ············ 22
ビタミン D ······························· 111
　　―不足 ································ 130
　　―摂取 ································ 114
肥満症 ································ 62, 65
フットケア ······························· 132
プリン体 ······························ 82, 85
　　―摂取量 ······························ 84
フレイルティ ··························· 123
変形性関節炎 ··························· 116
変形性膝関節症 ······················· 117

変形性脊椎症 ···················· 116, 117
ペントシジン ··························· 109

●ま
慢性腎臓病 ················ 80, 87, 90, 121
慢性膵炎 ································· 104
慢性閉塞性肺疾患 ······················· 30
メタボリックシンドローム ···· 62, 65, 80
　　―診断基準 ··························· 63

●や
夜食療法 ··························· 99, 101

●ら
リポ蛋白質 ································ 71
リポ蛋白代謝 ····························· 72
レビー小体型認知症 ···················· 22
ロイシン ································· 130
ロコチェック ··························· 116
ロコモ ···································· 116
ロコモティブシンドローム ···· 116, 118, 121
　　―トレーニング ··················· 117

●わ
ワルファリン ····························· 20

あとがき

　現在の高齢社会に対峙する医療者は，スピリチュアルなケアを念頭におき，患者のQOLを高めるケア，健康寿命を延長するケア，という観点に高い注目を置くようになってきました。本書は高齢者ケアを栄養面から考える際に大変有用な書として病院管理栄養士とそれを目指す学生のために編集されたものです。

　ここで，あらためて高齢者への栄養ケアというものを考えた際，従来の病院管理栄養士はデスクに向かって入院食全般の栄養管理業務や咀嚼嚥下困難者へのメニューバリエーションの考案といった，栄養管理室内で行う業務を中心にしてきたイメージがあります。しかるに，昨今，栄養サポートチーム（NST）の重要性が科学的エビデンスの面から注目されはじめ，多くの病院で稼働するようになった結果，管理栄養士もその医療チームの一員として医療の現場へ出向き，患者と向かい合って仕事をするチャンスが増加しているのではないでしょうか。この変化はある意味劇的であり，管理栄養士の業務形態の変化だけでなく，栄養学が時代の要請を受けて食品，食事を科学してきたフードサイエンスから，患者の栄養状態への取り組みを介した質の高い医療へ向かうニュートリションサイエンスへと変わってきたことが要因と言えます。さらにNSTサポート加算の新設（2010年），糖尿病透析予防指導料の新設（2012年），栄養管理実施加算の包括化にともなう常勤の管理栄養士の必置などの制度的な追い風もあり，今後さらに科学する眼を持って患者に寄り添う管理栄養士が求められていくことでしょう。

　本書の読者層には，近い将来そのような新しい栄養管理業務の担い手となる方々が多く想定されるため，各テーマに関する医療の現場に精通した専門医とニュートリションサイエンティストによって，最新でエッセンシャルな情報が盛り込まれました。特定機能病院指定のがん専門病院としてはじめてNSTを立ち上げた編者が管理栄養士を取り巻くニーズの変化を自ら体験した経験をもとに編集にあたっていますので，本書は今後の管理栄養士が必要とする知識を高齢者ケアという現在最もニーズの高いテーマの中で提供しており，栄養学を学ぶ学部生，院生の未来に向けて贈られた熱いメッセージとも言えるのではないでしょうか。

2014年3月

大阪府立成人病センター特別研究員
中島 弘

高齢者の糖尿病と栄養
合併する疾患ごとの栄養ケア

2014年6月1日	初版第1刷発行	
2020年9月1日	第4刷発行	

監　修　雨海 照祥・葛谷 雅文・中島 弘
編　集　福田 也寸子
発行人　宮定 久男
発行所　有限会社フジメディカル出版
　　　　大阪市北区同心 2-4-17 サンワビル 〒530-0035
　　　　TEL 06-6351-0899 / FAX 06-6242-4480
　　　　http://www.fuji-medical.jp
印刷所　奥村印刷株式会社

Ⓒ Yasuko Fukuda, printed in Japan 2014
ISBN978-4-86270-150-3

* [JCOPY] <(社)出版者著作権管理機構 委託出版物>
　本書の無断複製は著作権法上での例外を除き禁じられています。
　複製される場合は，そのつど事前に，(社)出版者著作権管理機構
　（電話 03-3513-6969, Fax 03-3513-6979, e-mail: info@jcopy.or.jp）
　の許諾を得てください。
*乱丁・落丁はお取り替えいたします。
*定価は表紙カバーに表示してあります。